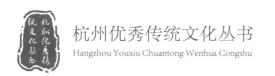

杭州优秀传统文化丛书

Hangzhou Youxiu Chuantong Wenhua Congshu

武林本草

谭　天——著

杭州出版社

图书在版编目（CIP）数据

武林本草 / 谭天著 . -- 杭州：杭州出版社，
2021.12
　（杭州优秀传统文化丛书）
　ISBN 978-7-5565-1571-4

Ⅰ.①武… Ⅱ.①谭… Ⅲ.①中国医药学—文化—杭
州 Ⅳ.① R2-05

中国版本图书馆 CIP 数据核字（2021）第 169209 号

Wulin Bencao

武林本草

谭　天 / 著

责任编辑	夏斯斯
文字编辑	王妍丹
装帧设计	章雨洁
美术编辑	祁睿一
责任校对	魏红艳
责任印务	姚　霖
出版发行	杭州出版社（杭州市西湖文化广场32号6楼）
	电话：0571-87997719　邮编：310014
	网址：www.hzcbs.com
排　版	浙江时代出版服务有限公司
印　刷	天津画中画印刷有限公司
经　销	新华书店
开　本	710 mm × 1000 mm　1/16
印　张	13.25
字　数	163千
版 印 次	2021年12月第1版　2021年12月第1次印刷
书　号	ISBN 978-7-5565-1571-4
定　价	58.00元

序 言

文化是城市最高和最终的价值

我们所居住的城市，不仅是人类文明的成果，也是人们日常生活的家园。各个时期的文化遗产像一部部史书，记录着城市的沧桑岁月。唯有保留下这些具有特殊意义的文化遗产，才能使我们今后的文化创造具有不间断的基础支撑，也才能使我们今天和未来的生活更美好。

对于中华文明的认知，我们还处在一个不断提升认识的过程中。

过去，人们把中华文化理解成"黄河文化""黄土地文化"。随着考古新发现和学界对中华文明起源研究的深入，人们发现，除了黄河文化之外，长江文化也是中华文化的重要源头。杭州是中国七大古都之一，也是七大古都中最南方的历史文化名城。杭州历时四年，出版一套"杭州优秀传统文化丛书"，挖掘和传播位于长江流域、中国最南方的古都文化经典，这是弘扬中华优秀传统文化的善举。通过图书这一载体，人们能够静静地品味古代流传下来的丰富文化，完善自己对山水、遗迹、书画、辞章、工艺、风俗、名人等文化类型的认知。读过相关的书后，再走进博物馆或观赏文化景观，看到的历史遗存，将是另一番面貌。

过去一直有人在质疑，中国只有三千年文明，何谈五千年文明史？事实上，我们的考古学家和历史学者一直在努力，不断发掘的有如满天星斗般的考古成果，实证了五千年文明。从东北的辽河流域到黄河、长江流域，特别是杭州良渚古城遗址以4300—5300年的历史，以夯土高台、合围城墙以及规模宏大的水利工程等史前遗迹的发现，系统实证了古国的概念和文明的诞生，使世人确信：这里是古代国家的起源，是重要的文明发祥地。我以前从来不发微博，发的第一篇微博，就是关于良渚古城遗址的内容，喜获很高的关注度。

我一直关注各地对文化遗产的保护情况。第一次去良渚遗址时，当时正在开展考古遗址保护规划的制订，遇到的最大难题是遗址区域内有很多乡镇企业和临时建筑，环境保护问题十分突出。后来再去良渚遗址，让我感到一次次震撼：那些"压"在遗址上面的单位和建筑物相继被迁移和清理，良渚遗址成为一座国家级考古遗址公园，成为让参观者流连忘返的地方，把深埋在地下的考古遗址用生动形象的"语言"展示出来，成为让普通观众能够看懂、让青少年学生也能喜欢上的中华文明圣地。当年杭州提出西湖申报世界文化遗产时，我认为是一项需要付出极大努力才能完成的任务。西湖位于蓬勃发展的大城市核心区域，西湖的特色是"三面云山一面城"，三面云山内不能出现任何侵害西湖文化景观的新建筑，做得到吗？十年申遗路，杭州市付出了极大的努力，今天无论是漫步苏堤、白堤，还是荡舟西湖里，都看不到任何一座不和谐的建筑，杭州做到了，西湖成功了。伴随着西湖申报世界文化遗产，杭州城市发展也坚定不移地从"西湖时代"迈向了"钱塘江时代"，气势磅礴地建起了杭州新城。

从文化景观到历史街区，从文物古迹到地方民居，众多文化遗产都是形成一座城市记忆的历史物证，也是一座城市文化价值的体现。杭州为了把地方传统文化这个大概念，变成一个社会民众易于掌握的清晰认识，将这套丛书概括为城史文化、山水文化、遗迹文化、辞章文化、艺术文化、工艺文化、风俗文化、起居文化、名人文化和思想文化十个系列。尽管这种概括还有可以探讨的地方，但也可以看作是一种务实之举，使市民百姓对地域文化的理解，有一个清晰完整、好读好记的载体。

传统文化和文化传统不是一个概念。传统文化背后蕴含的那些精神价值，才是文化传统。文化传统需要经过学者的研究提炼，将具有传承意义的传统文化提炼成文化传统。杭州在对丛书作者写作作了种种古为今用、古今观照的探讨交流的同时，还专门增加了"思想文化系列"，从杭州古代的商业理念、中医思想、教育观念、科技精神等方面，集中挖掘提炼产生于杭州古城历史中灵魂性的文化精粹。这样的安排，是对传统文化内容把握和传播方式的理性思考。

继承传统文化，有一个继承什么和怎样继承的问题。传统文化是百年乃至千年以前的历史遗存，这些遗存的价值，有的已经被现代社会抛弃，也有的需要在新的历史条件下适当转化，唯有把传统文化中这些永恒的基本价值继承下来，才能构成当代社会的文化基石和精神营养。这套丛书定位在"优秀传统文化"上，显然是注意到了这个问题的重要性。在尊重作者写作风格、梳理和讲好"杭州故事"的同时，通过系列专家组、文艺评论组、综合评审组和编辑部、编委会多层面研读，和作者虚心交流，努力去粗取精，古为今用，这种对文化建设工作的敬畏和温情，值得推崇。

人民群众才是传统文化的真正主人。百年以来，中华传统文化受到过几次大的冲击。弘扬优秀传统文化，需要文化人士投身其中，但唯有让大众乐于接受传统文化，文化人士的所有努力才有最终价值。有人说我爱讲"段子"，其实我是在讲故事，希望用生动的语言争取听众。今天我们更重要的使命，是把历史文化前世今生的故事讲给大家听，告诉人们古代文化与现实生活的关系。这套丛书为了达到"轻阅读、易传播"的效果，一改以文史专家为主作为写作团队的习惯做法，邀请省内外作家担任主创团队，组织文史专家、文艺评论家协助把关建言，用历史故事带出传统文化，以细腻的对话和情节蕴含文化传统，辅以音视频等其他传播方式，不失为让传统文化走进千家万户的有益尝试。

中华文化是建立于不同区域文化特质基础之上的。作为中国的文化古都，杭州文化传统中有很多中华文化的典型特征，例如，中国人的自然观主张"天人合一"，相信"人与天地万物为一体"。在古代杭州老百姓的认知里，由于生活在自然天成的山水美景中，由于风调雨顺带来了富庶江南，勤于劳作又使杭州人得以"有闲"，人们较早对自然生态有了独特的敬畏和珍爱的态度。他们爱惜自然之力，善于农作物轮作，注意让生产资料休养生息；珍惜生态之力，精于探索自然天成的生活方式，在烹饪、茶饮、中医、养生等方面做到了天人相通；怜惜劳作之力，长于边劳动，边休闲娱乐和进行民俗、艺术创作，做到生产和生活的和谐统一。如果说"天人合一"是古代思想家们的哲学信仰，那么"亲近山水，讲求品赏"，应该是古代杭州人的生动实践，并成为影响后世的生活理念。

再如，中华文化的另一个特点是不远征、不排外，这体现了它的包容性。儒学对佛学的包容态度也说明了这一点，对来自远方的思想能够宽容接纳。在我们国家的东西南北甚至是偏远地区，老百姓的好客和包容也司空见惯，对异风异俗有一种欣赏的态度。杭州自古以来气候温润、山水秀美的自然条件，以及交通便利、商贾云集的经济优势，使其成为一个人口流动频繁的城市。历史上经历的"永嘉之乱，衣冠南渡"，"安史之乱，流民南移"，特别是"靖康之变，宋廷南迁"，这三次北方人口大迁移，使杭州人对外来文化的包容度较高。自古以来，吴越文化、南宋文化和北方移民文化的浸润，特别是唐宋以后各地商人、各大商帮在杭州的聚集和活动，给杭州商业文化的发展提供了丰富营养，使杭州人既留恋杭州的好山好水，又能用一种相对超脱的眼光，关注和包容家乡之外的社会万象。这种古都文化，也代表了中华文化的包容性特征。

城市文化保护与城市对外开放并不矛盾，反而相辅相成。古今中外的城市，凡是能够吸引人们关注的，都得益于与其他文化的碰撞和交流。现代城市要在对外交往的发展中，进行长期和持久的文化再造，并在再造中创造新的文化。杭州这套丛书，在尽数杭州各色传统文化经典时，有心安排了"古代杭州与国内城市的交往""古代杭州和国外城市的交往"两个选题，一个自古开放的城市形象，就在其中。

"杭州优秀传统文化丛书"在传统和现代的结合上，想了很多办法，做了很多努力，他们知道传统文化丛书要得到广大读者接受，不是件简单的事。我们已经走在现代化的路上，传统和现代的融合，不容易做好，需要扎扎实实地做，也需要非凡的创造力。因为，文化是城市功能的最高价值，也是城市功能的最终价值。从"功能城市"走向"文化城市"，就是这种质的飞跃的核心理念与终极目标。

2020 年 9 月

（单霁翔，中国文物学会会长）

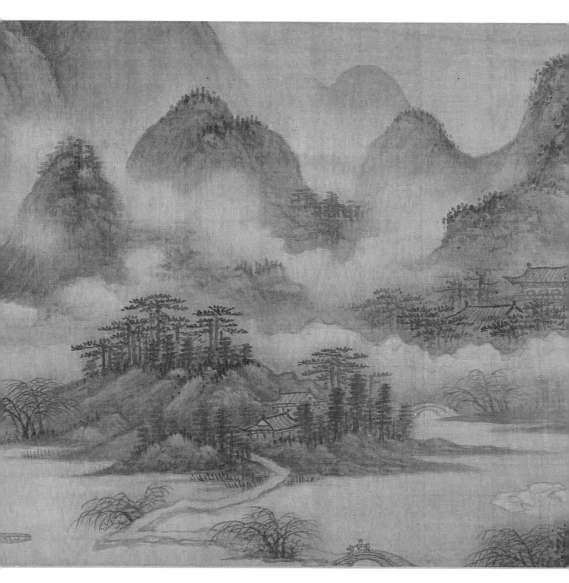

南屏烟雨图卷（局部）

目 录

第十二章

膏方粥方，养生良方中杭州味道

第一章

一山一溪，印刻葛仙翁在杭医踪

葛仙翁（葛洪）自己肯定不会想到，他对华夏中医药乃至全球人类健康事业的贡献，在将近 1700 年后，以一个叫屠呦呦的浙江人为代表，讲述给了世界。屠呦呦是中国首位诺贝尔生理学或医学奖获得者，并且是国人瞩目、极为荣耀的"共和国勋章"获得者。

而这成就的灵感，竟来自远在东晋的葛洪。

"青蒿一握，以水二升渍，绞取汁，尽服之。"这句话出自葛洪《肘后备急方》。书中对青蒿截疟的记载，给了屠呦呦研究思路，助她成功发现青蒿素，并获殊荣。

那么，葛洪究竟为何许人也？他的《肘后备急方》是怎么写出来的？他与杭州又有哪些关联呢？

让我们沿着杭州的一座山，一条溪，去寻觅昔日葛洪在杭炼丹行医的踪影。

眼前的山水，让葛洪留在了宝石山

公元四世纪上半叶，年过不惑的葛洪携妻子鲍姑，靠一叶小舟，抵达了钱塘江畔的月轮山脚下。在离船上岸的那一刻，他面对前方陌生的青山，眼里似乎闪过一丝迷茫。回头望了望远方江天交际处的一条白线，知道今天的潮水又快来了。

葛洪转身对他与妻子雇用数月的两个船夫作了个揖，说道："到了这儿，觉得此处已是我这趟出行的目的地，我俩就在此离船，估计后面行舟也不会多，你们要不再寻其他船客？"

打赏了银两，作别时葛洪又关照道："这次送我们一程千里，你俩也离家良久，应该回去看看了。"

是的，自打广东出发，为寻好材炼丹，夫妻二人沿东南海岸一路向北，多次靠岸，但始终找不到宜人的环境，更莫说有炼丹胜地。其间，岁月匆匆，星辰交替，一晃，竟大半年过去了。

其实，葛洪在这儿弃船上岸，与他内心的两件事也颇为有关。其一，他知晓此地离三国枭雄之一——东吴大帝孙权的家乡已不远了。常言道：人杰地灵，出大人物的一方土地往往带有些许特别的地气，他欲在这沾沾灵气。其二，此趟出行途中，妻子一度患病，还好自己谙熟医道，懂得施药，故也未有大碍，倒是生出了一个念想：虽秦汉以来，有了《神农本草经》与张仲景的《伤寒杂病论》等医书，但平时给百姓治病时，这些大部头的著作使用起来很不方便，有些甚至还是一卷卷的竹简，的确需要编一本袖珍、便携的医书了。

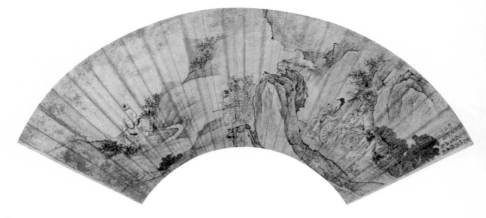

〔清〕胡造《葛洪移居图》

正是这两个原因，促成了葛洪与杭州的缘分，也由此引出了一段我国中医药文化上的经典故事及一部传世医学名著……

从月轮山出发，他与妻子鲍姑一路打探，直向秦皇缆船石方向寻去。

那时的钱唐湖（即现在的西湖）刚形成不久。早在此前五百多年，秦始皇沿海南下，又溯着钱塘江抵达了钱唐，船便是停泊在宝石山下的。葛洪走南闯北，见多识广，这故事当然早有所闻，不过，这也是他对钱唐这方土地所仅有的一些了解。今天既然已经到了这里，势必先去见识一番。

天已漆黑一团，葛洪夫妻俩沿着金牛湖走着，终于看见了湖畔茅草里人家的星点灯光。在一户面相和蔼的主人家里，他们填饱了饥饿的肚子。

"天时已晚，二位今晚不妨先在寒舍暂住一宿，明日再行赶路？"虽然主人热情留客，但葛洪此时有着一种莫名的冲动：觉得自己已寻觅良久的炼丹胜地，就离此地不远，东北不出五里，即是胜境。

他决定马上就走。拿起行囊，告别茅屋主人，唤上妻子，便出了门。这时，那家主人似乎也感到葛洪的特别及他有着使命感的去意，望了望门外不见月光的小路，转身拿了两个松明子，递给鲍姑："今晚云多，山道难行，拿着路上可照明。"

对葛洪有屋不睡、天黑路不好走还继续出发的行为，鲍姑有所不解，但她自从嫁给葛洪后，夫唱妇随，一般也不多问。她接过主人的松明子，再三谢过，便走到葛洪身旁，将已点着的松明子举过了肩头。火光下，路又模糊地展现在脚下……

自下了船，已过了十几个时辰，除了刚才饮食稍息，夫妻二人的脚，几乎一直没停过。渐渐地，他们确实感到有点累了。但依然沿着山，傍着水，凭着直觉前行。

松明子的火焰，终于熄灭了。天上，还是无星无月，朦胧中，他俩背靠着背，欲就地和衣小憩一下。

可能是太疲倦了，葛洪迷迷糊糊，很快进入了梦境。

小时候的葛洪，也算是个"官二代"。他出生在丹阳郡句容（今江苏句容），父亲葛悌是邵陵太守，家境不错，加上自己也喜欢学习，有机会博览群书，从小就积累了不少知识。然而十三岁那年，其父亲去世了，没了俸禄，家道很快衰落。

不过，家事变故，并没改变其求知的欲望，他砍柴种田，将卖得的钱，去买来纸、墨，抄书写作，勤学多练。

少年的葛洪，取号抱朴子，人虽有点内向，但对医学著作有特别的爱好。他炼丹习道，经常向老师郑隐（即葛洪叔公、著名道人葛玄的弟子）讨教医药方面的问题，有时还真把善喜炼丹的郑隐给问住了。

虽然青少年时期的他，有过很多当官的机会，他也曾作为将兵都尉参与了和石冰（当时一支农民起义军）队伍的作战，因战功而被封为"伏波将军"。但他兴趣实不在仕途，很快便辞官，写他的书，炼他的丹去了。

这不，梦里的他，仍琢磨着这个方，碾着那个药……

"你醒了吗？"朦胧中，听到鲍姑的声音，睁开眼来，天已放亮，而眼前的一幕，竟让他惊呆了。

眼里所见、耳中所闻的可谓："一波碧水在荡漾，丽音小鸟林中唱。满目翠绿披青山，朝霞一抹绣天上。"

难道此处就是仙境？难道此处就是自己一直寻觅的修身、炼丹胜地？葛洪甚至有点不敢相信，仿佛幸福降临得太快。

正当他与鲍姑陶醉在这如画的风景之中时，突然发现，在不远处，一块突兀的岩石出现在视线中，整个湖畔山坡地上，就它显得有点抢眼。葛洪情不自禁喊了一声："缆船石？秦皇缆船石？"他俩走上前去，仔细打量着这块石头。葛洪拍了拍它，仿佛见到了一位老朋友。站在石前，望着前面的湖水，他似有一番感叹。

过了会儿，小道上人多了起来，葛洪见一飘须老翁路过，遂上前打探。

"没错，这就是始皇帝的缆船石，想当初，始皇帝带着大队人马，从这上岸，浩浩荡荡，绵延数里。"老翁答道。

得到了确认，葛洪又沿着山坡，携妻向坡的更高处攀进。每每前行几步，就觉得愉悦感在提升。

山坡朝南，金色的阳光已铺满林间。山下远处的湖面上，阳光洒向水面，波光粼粼，气象万千。

此地景色，实在是美不胜收。看着眼前的山水，他决定先留在这里了。

这地方，因他有了新的名字

"听说宝石山上有个道士，问诊看病特别灵，如遇上穷困没钱的老百姓，他治病还不收钱。"数月以后，钱唐城里流传着这么一条消息。而人们所说的那个道士，就是半年前落脚钱唐湖畔、宝石山山腰的葛洪。

自打葛洪与妻子一眼相中此湖北岸的这个向阳坡地，他俩立马结庐筑屋，并在当地热心居民的帮助下，搭起了草庐两间。一间用于日常起居，一间就用作救死扶伤以及阅卷著书、修身养性之地。

在这里，葛洪从没感到过生活如此有规律、如此充实。清晨，他们夫妻俩常常会相携登上不远处的山顶，一览山前的绿水和彼岸的青山，看着旭日跃上云端。后来，人们还特意在此处葛洪观日出的地方建了一个大

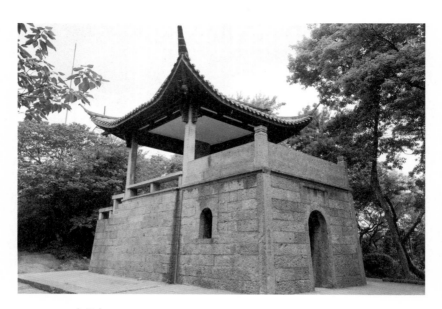

初阳台

石台，取名"初阳台"。

葛洪不忘初衷，在草庐的边上又搭建了一个炼丹台，常常会在此炼制所谓的长生不老之丹药。除了炼丹、诵经养心，更多的时间，葛洪则潜心撰写他的医书，以及为周边的百姓治伤疗病。他那为后世带来较大作用、产生很大影响的医著《肘后备急方》八卷，其中不少就是在此成篇的。

《肘后备急方》是什么意思呢？放在今天就是一本袖珍急救手册。古时的肘后，多指的是衣服袖子里面的口袋。随手放一本薄薄的书，取用十分方便。

现在回头去看葛洪当初在写这本书时，其实不少因素并非偶然。这一带所特具的一些条件，成为葛洪成就事业必不可少的前提。其中包括引发其灵感的自然环境，足够提供其验方的患者基数，以及当地与周边的中草药资源。

为了有药可医，葛洪隔三岔五地要去周边或更远的山上采药，他的足迹也逐步在钱唐的山水间蔓延。

那天，由于有段时间没下雨，草庐水缸里所积的雨水快要见底了，葛洪照例提起水桶下山去湖边打水。除了日常饮食、起居所需，炼丹的用水也成了一个较大的需求。好在离湖边并不远，一个来回也不消半个时辰。

行至半路，忽见一后生背一老妇急匆匆地向他草庐疾行。凭直觉，葛洪知道应是来找他的。他立马放下水桶，迎上前去询问："怎么了？是生病了吗？哪儿不好？"

后生见了，猜想此人可能就是他要找的郎中，忙不迭道："请您快救救我母亲，她不知中了什么邪毒，昏迷过去了。"

葛洪不再多问，救人要紧，赶紧让后生放下老妇，把起脉来。稍后，他的神情放松了不少："来吧，把你母亲抬到我屋内去，我让妻子给她艾灸一下，再吃上两帖药，不消三日，就会好的。"

这后生甚为诧异：看上去如此严重的病情，难道这么容易就能治好？

原来葛洪的妻子鲍姑，还是一位灸法高手。她是南海太守鲍靓的独生女，自幼聪敏好学，年纪很轻便学会了一手艾灸疗法。当年葛洪师从鲍靓，鲍靓觉得他人品不错，就把自己的女儿许配给了他。从此，都懂医术的两人，自然而然成了一对夫妻搭档。后世人们猜测：在葛洪的《肘后备急方》中，有针灸医方一百零九条，其中灸方九十余条，这可能都来自鲍姑的贡献。

现在一经切脉，葛洪基本已了解老妇病情，故催后生送老母到屋内治疗。

不到一个时辰，老妇脸上又有了血色，气也缓过来了。后生定下神来，这才发现刚才急急忙忙来找葛洪看病，身上却没带一点钱币银两，觉得很不好意思。

"这两服药先拿回去煎了吧，一天三次给你母亲服了，每服药可煎两次……"葛洪关照得很仔细，但半个字儿都没提到钱的事。

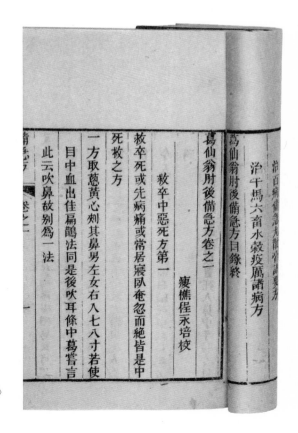

《肘后备急方》
书影

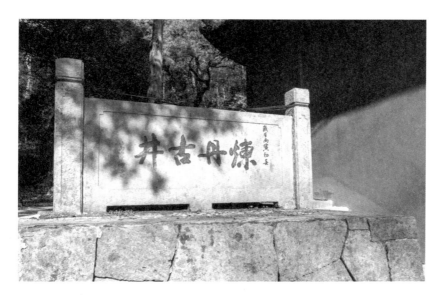

炼丹古井

　　后生自然不胜感激。过了几天，后生母亲基本康复了，他就思考着该怎么报答葛洪夫妇。他忽然想起那天葛洪正好去打水的情景，于是决定帮救母的夫妇二人在住的草屋边上挖一口井，以免下山挑水之累。

　　葛洪见他心诚意实，也就不再推却。就这样，过了一段时间，一口水井便出现在了草庐旁边。这为后面葛洪在此炼丹、生活带来了很大的便捷，这口井后来也被杭州人称为"炼丹古井"。

　　据传说，葛洪在宝石山的那些年，钱唐县曾发生过一次瘟疫。百姓为了防疫治病，也由于葛洪在钱唐声名渐起，更多的人来宝石山葛洪的草庐寻医问药。于是，为了便捷民众，葛洪干脆把所制的丹药放入了这口井里，让民众打水饮用，提前预防，避免得病。

　　这么一来，山腰有个神仙般会治病的道士在钱唐县家喻户晓，大家知道他姓葛，于是就把宝石山上的那片区域称为"葛岭"。再往后，信道者在那里又筑建起一座道观，也是为了纪念葛洪，就用葛洪的号"抱朴子"取了名，这座道观成为中国道教史上有名的"抱朴道院"。

"葛岭"和"抱朴道院"现在不仅成了杭州有名的景点，也成为"道医合一"观念的重要溯源地之一。

探真相，揭开了多年来"恶鳌"的秘密

为了找到更多炼丹用的丹砂及治病用的药材，葛洪在钱唐一带要向更远的地方进发，而那个地方，他心中应该已经有了方向。

东晋时期，西湖东面古杭州的城市轮廓正处在逐步形成阶段，但大部分还是江湾滩涂，而西面则是绵绵的山丘与巍峨的大山。无疑，葛洪会向西，因为本文前面曾提到，葛洪欲沾沾东吴人杰地灵的地气。

在宝石山上住了一段时间，因慈善行医、救死扶伤，葛洪夫妻人缘极好。听说他们要移地找药、炼丹，大家都依依不舍，更有乡绅特意捐马车一挂，赞助葛洪夫妻出行，这下倒是便捷了不少。

马车在山道间行进，江南的绿意给了葛洪夫妻希望的遐想。车上有个木箱最为宝贵，那就是他们的文献书籍。为了不让雨淋湿，葛洪还特地在上面加盖了一层蓑衣。

这一路，葛洪发现了一些医书上曾经描述过的中药材，便细心地把它们收集起来，同时也搜寻着可以用来炼丹的丹砂。

有一天，山道边出现了一条奔腾的溪流，水花四溅，

哗哗作响，仿佛蕴含着强大的力场。而附近的青山上，也镶嵌着一朵朵白色的云雾，像一幅迷人又有一丝神秘的水墨画卷。

正当葛洪夫妻欣赏着美丽的风景时，忽然听到前面一个村夫呼唤："您好，能帮我们一个忙吗？"

葛洪勒停了马，带着一丝疑惑地指指自己："你是在叫我吗？"

"是的，没错，我一眼看到您道骨仙风的样子，想必是位高人。"村民走上前来，抱拳作揖。

葛洪也正欲打探下此地情况，便与他攀谈起来。

"是这样的，我们这个地方叫鳌山村，前面的那座山就是鳌山。"村夫焦急地讲述起来……

很久以前，半山腰上的那个大洞里住着一只大鳌，每当它饿了，便出洞下山找小孩吃。这里的百姓曾组织起来，想要杀死这只恶鳌，但战斗了很多次，历经了无数回合，都打不过它。实在没办法了，此地的祖先们只有采取每年献祭一个童子给它的苟且方式来换取眼前暂时的平安。

但每每选中人之后，便会从那户人家传出悲惨的哭声，谁肯心甘情愿将自己的骨肉送给恶兽噬食啊？以至于有些农户家里添了丁，不敢张扬，想办法逃到外地去将孩子扶养大。

可恶鳌的胃口越来越大，每年一祭根本满足不了它的贪婪，它还是会下山袭扰民众。后来玉皇大帝得知，派了天兵天将，等它出洞之时，把它镇在了半山腰。

但是，这恶鳌虽被镇住，可满肚子毒气还是会经常喷向山底的村庄，附近乡民很多因此得了病。

"有这样的情况？"葛洪心里思忖着，他觉得不可思议。

"您看，今年得病的人更多，而且大多都拉肚子、呕吐、四肢无力，已有几个人扛不住死了。再这样下去，很快就没人种地、没人打柴、没法生活了，真不知如何是好。今天一见到您，就觉得您像是能解救我们痛苦的高人，也不顾冒昧，前来求救！"村民一口气说了很多。

他刚一讲完，就双膝落地，给葛洪叩起头来。

"快起快起，既然如此，初次谋面凭直觉你便这么信任我，那我就替你们探一探，看看究竟是怎么回事，试试能否治得了这'妖'气。"葛洪上前两步，扶起村夫。

"有望了，有望了。"村夫大喜，忙在马车前带路，引葛洪夫妻进入村中。

这天晚上，葛洪对鲍姑说："村民目前存在的这个情况，说明已有疫病在传播，看来先得弄清病情症状的来龙去脉，找到发病的原因，才有可能解决问题。"

于是，他决定次日先去村民说的山上，会会如此吓人的"恶鳌"。

村后的山峦地势并不险峻，满坡郁郁葱葱，山巅云雾缭绕。葛洪让昨天求救的村夫带路，向山间行进。

"这恶鳌就被镇在此山上，但所有人都害怕，不敢接近那个地方。说实话，这么多年来，我们也只是听前辈讲，却从没来过大山的这一块区域。"

听到这里，葛洪心里已明白了个八九分。

忽然，葛洪感觉周围的树林中"沙沙"作响，山坡上又滚落下一些叫不出名字的果子。他看了看前面的村夫，发现他已脸色发白，并停住了向上迈进的双腿。

"要不，我们就别上去了，刚才好像那厮在动，您听那声音，还有这果子莫名其妙地向下滚。"此时，村夫心里的恐惧已十分明显。

"既然来了，不管它是死是活，我们都上去看看，也可辨个所以然。这样吧，反正我俩都没上去过，干脆由我在先。"葛洪要过了村夫手上的砍柴刀，一边砍去挡路的树枝、荆棘，一边继续向山上摸索前行。他也越来越清楚，那恶鳌传说的影响还真是挺大的。

村夫见葛洪走在前，丝毫没有恐惧的样子，更将他视作神仙，不过内心也有点纳闷：这一会咋就没啥动静了呢？不知是过于紧张还是其他什么原因，突然，他大叫了一声："小心，大鳌就在前面！"

"在哪？"葛洪一愣，心想，"我在前面怎么没看见。"

"在那儿。"村夫用手指了下左前方。

顺着他的手势方向，倒是可以看到一个貌似鳌头、黑乎乎的东西，在山坡上抬起有一丈多长，也确实有点像一只贴着山坡匍匐爬行，又昂着脑袋的大鳌，只是它一动不动，再定睛一看，其实不过是一块形似鳌头的石头而已。

葛洪几步上前，从坡上一侧跳到了这块大石头上，笑着指指脚下对村夫说："说的莫不就是这个家伙？"

"那刚才，那刚才，刚才那声响，那山坡滚落的果子又是怎么一回事呢？"村夫此时突然结巴起来。但此时他也不是紧张而结巴，而是感到惭愧：耽误了葛洪这么多时间，原来竟是一出乌龙，村里人这么多年也被这个传说害惨了……

葛洪又说："你再想想，刚才的声响会不会是野猪之类的，听到人来了，在树丛中逃窜而发出的声音呢？"

不过村夫还是放不下心来，他又怯怯问了葛洪一句："我们能不能一起去上面看看那山洞呢？"

"可以啊，看看也好，真真假假自己亲眼察看了才会清楚。"葛洪答道。

其实，从刚才看到的这块像鳌头的大石块再向山顶上去，仅仅只距几百来步，确有一个大山洞。走进洞口，朝里面望去，漆黑一团，洞口杂草、荆棘丛生，也不像有大型动物出没的迹象。不过，这个样子，今天洞里贸然是去不得的。

"你看看这洞里像有被镇的大鳌吗？"葛洪明知故问。

村民摇了摇头："要不我们回吧。"今天所见到的两个场景，基本上告诉了他，此地有关大鳌的事是不实的。可是，这传说给村里所有人留下的阴影，包括他自己，确实已经很深。而村里经常闹病又是怎么回事呢？他不得其解，眼中依然流露出迷惘，只是眼神中的那些恐惧感逐渐消失了。

"好，我们下山，当务之急，是村里乡亲的病情。等下了山，你把村里身体感觉不好的乡亲们都分批叫过来，我给他们把个脉，有起不了床的也跟我说，我上门去。"

"好的，好的，这太好了，我家老父就已卧床四五天了，本来都以为是恶鳌作的孽，大家心焦地等着有高人能除这害人精，现在看来恶鳌倒是没有，但愿病能早点远离我们。"村夫听葛洪这样一说，自然是开心得不得了，其实他原本拦下葛洪夫妻的目的，不就是想救救村里生病的乡亲，包括自己的父亲吗？

回到村里已是下午，葛洪开始为大家把脉、治病，一直到晚上天已大黑，还是有人闻讯赶来。

而对葛洪而言，现在最大的问题，是要有足够量的药材。

夜已深了，一天都没休息的葛洪对鲍姑说："疟疾，这村里正流行着疟疾，这病控制不好的话还会传播。那些上吐下泻、发高烧的村民，如再不采取措施，一旦脱水，就会没救了。"

接着，他理清了思路："对了，昨天我们来的时候不是看到有条溪？那溪边不是有青蒿嘛？"

葛洪决定就用当地生长的青蒿去救人。第二天一早，夫妻俩便起床直奔溪边。后来那村民闻讯，又去找了几个人，帮他俩四处寻找、采集青蒿等有关药材，并在葛洪指导下煎制汤药，快速发放到有病人的各个家庭。

同时，为了防止传染，他们夫妻俩还指导村里乡亲开始隔离病人，清除、深埋排泄物等等。终于，几天下来，村里的发病数越来越少。那个拦路村民的父亲，也被治愈并且能下床了。

这天，葛洪与妻子商量着准备离开这里，因为自己此行的目的是要找个合适的炼丹地，再说，这个地方人命关天的大事也已顺利处理完毕。但当他打开临时居所的屋门时，一下子惊呆了。在拦路村民的带领下，门外几十号人静静地等在那里，见开了门，竟一起跪了下去。

拦路村民流着泪说："恩人，不，神仙，你们救了我们全村以及这方圆百里百姓的性命，我们一时也无法回报。听说你们还要去找丹砂，我们这儿就有，就请你们留下吧，我们会帮忙把丹砂挖过来，你们也能省力些。"

见葛洪未吱声，他又接着说："您不是还要带我们去探一下山上那个洞吗？万一那里真的别有洞天，是一方仙境呢？"

葛洪被村民的真诚打动了，同意暂时不走。

后来在这里，葛洪把青蒿截疟的经验写进了他的《肘后备急方》。

再后来，鳌山附近的人们不再惶恐不安，他们从恶鳌的阴影中走了出来。为了忘却，也为了纪念，更为了长久的平安，乡亲们把鳌山村的村名改成了"平山村"，这一称呼，就一直叫到了今天。

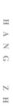

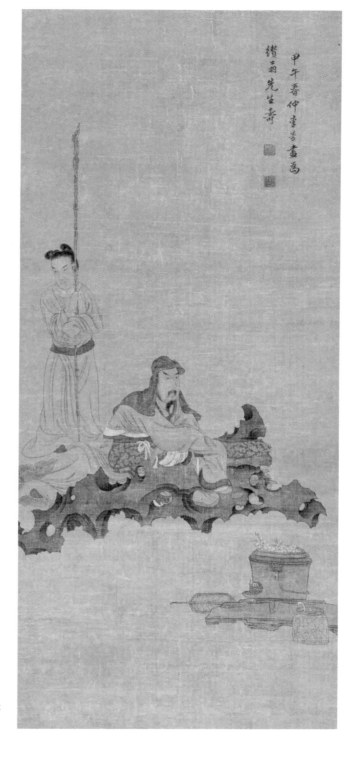

杭州风情　HANG ZHOU

甲午春仲吏芳畫為

續羽先生壽

〔明〕李芳《葛洪炼丹图》

上次匆匆上山，虽已来到了那山洞的洞口，但里面究竟是一幅怎样的场景，葛洪却不得而知。现在既然已决定暂时留下来，那就干脆去好好探究一番。因为黑乎乎的洞穴里很可能乾坤无数、大有文章，他打算多组织几个人进洞里去探个究竟，万一有什么情况也可多个帮手。他选了个天空晴朗的日子，喊上几个年富力强的乡亲，带上绳子、照明工具等，再次上山去，进入了洞里。

这真是：不看不知道，一看惊一跳。

一入洞口，一个高约六丈、宽超三丈的洞厅出现在面前，气魄宏伟，气势轩昂。洞厅上方石岩顶上，倒悬着无数蝙蝠。

"蝙蝠、蝙蝠，遍地是福。"葛洪思量着，"好兆头啊！"

他与携行的村民，点亮了照明的火炬，沿洞前行。"我们乡民生活在这里都好几辈子了，可能谁都没进过这个山洞。"有村民道。

光亮之处，钟乳石千姿百态：雄狮盘踞、仙人朝佛、乌龟爬坡、长蛇吐舌、倒挂金莲……

"喂——喂、喂、喂、喂、喂……"一声喊，只听回音袅袅，雄浑跌宕。

行进十数丈，洞又分两路，一路为水路，一路为旱路。

水路幽深，潺潺不息，忽又可闻，如钱江潮鸣，声势浩荡，可谓玄秘多幻，令人叹奇；陆路蜿蜒，向上爬升，恰洞中有洞，厅厅相连，景观百变，物状千异。

奇怪的是，一行人溯壁行走已有多时，但手中火炬并未熄灭，人的呼吸依然顺畅，说明洞的前方必有出口。

然而，大家还是停下了脚步，觉得无须究其所终。不过葛洪却觉得，这里是个闭关、修炼的好地方。再观洞外周围，有条山涧小溪自山上下来，泉水叮咚；郁郁葱葱的树林间，还夹着另几个岩壁浅洞，形成半室内半室外的天然场景，可方便架设炼丹炉。于是他决定利用这一带的环境优势，修身养性，静思著作，炼丹求药。如此一番，该洞也逐渐为方圆百里民众知晓，但民众怕打扰了葛洪炼丹、著书，一般除了送丹砂或其他柴火补给的人上山以外，也都自觉地驻足山下。

因为初步探明了这个别有洞天的山腰大洞，当地人开始称平山为洞山，而此洞也被称为"洞山洞"，成为山以洞为名，洞又以山为名的格局。再后来，因传说唐代著名诗人罗隐降生在此洞，故又被称为"灵隐洞"。此为后话，此处就暂不详细叙说。

就这样，葛洪干脆在这儿继续他的炼丹计划，并于此留下了不少治病救人的故事。

要炼出仙丹，必须有丹砂。在平山村，有条溪流穿村而过，它时常与不远处白雾缭绕的青山，构成一幅美丽的水墨画。据说，这条溪的沿线富藏丹砂。

其实，究竟有没有炼出仙丹来，现在人们心里都很明白。但是丹砂（又称朱砂）作为一味中药，确是流传至今。这也成为道医天合的物质之桥。

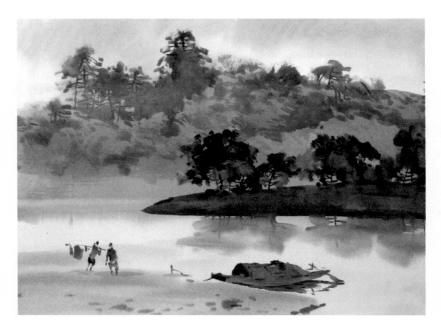

葛溪印象

为什么道士有人称之为方士？为什么医生开的叫方子？关于这些，葛洪倒是给了我们不少启示。因他一边炼丹、修身，一边行医、著书的过程，已作了很好的示范，他几乎也是道医合一的最杰出代表之一。

在富阳这片土地上，他不仅感受到了东吴豪杰孙权的气场，其灵感更是得到激发，写下了许多惠及后人、造福民众的医篇。

那一年，葛洪或许是由于找不到心仪的丹砂，又或许是想陪妻子鲍姑回到故里，夫妻俩收拾行囊，决定离开已生活多年的钱唐，离开已亲如一家的父老乡亲。

当地的百姓舍不得他们离开，沿着那条溪，一路送行的队伍越来越长。

"恩人，一路山高水险，望多保重！"最早与葛洪夫妻俩相遇的拦路村民再次流下了泪水，这次是惜别的泪。

时间虽已过去了千百年，但这儿的百姓，还是一直把这条溪称为"葛溪"。

每每回溯那一山一溪记录的葛洪杭州故事，我们更多地会因他乐于助人、救死扶伤、治病祛疾、著书传世而纪念他，并尊其为葛仙翁。杭州也因为他多了个国医文化，尤其是道医文化的元素和亮点。

第二章

诗中探秘，文豪墨迹书杭州医缘

　　自古以来，杭州出了不少医药学、养生学方面的学者、大家，不仅如此，很多大家熟悉的古代大文豪来到杭州，他们不仅留下相关笔墨，还留下了不少健康方面的故事佳话。我们可以从他们的一些诗句中，去领略一番文豪们的广博学识，去了解、发现夹杂在杭州历史中的有关中医药文化的一些碎片与花絮。

采药施药藏句中，养生还数陆放翁

　　陆游（1125—1210），字务观，号放翁，越州山阴（今浙江绍兴）人，是南宋杰出的文学家，号称中兴四大家之一。他一生创作了许多脍炙人口的优秀诗篇，其中有不少与医药、养生相关，也与杭州相关。在雨天，诗人的心情往往是忧愁的，而如果此时诗人正在生病，则更是忧上加郁。陆游的这几首吟雨诗中，描述了雨夜里一个疾病患者的感受，也反映了陆游对病患的应对态度及应对方法，体现了他倡导健康养生、强调注重心理调节的主张。

　　我们先看几首他的同名为《雨夜》的诗：

（1）

吴中地多雨，海角客常愁。

羸病须医药，残年忆辈流。

……

（2）

病多渐减灯前课，老甚都忘枕上忧。

一段高情谁会得，卧听檐雨泻清秋。

（3）

小雨初凉夜，残灯欲暗时。

病多愁近酒，心弱怯题诗。

……

　　这些小诗，都清晰地将雨、病、思等自然地串到了一起。传说中他曾住在杭州孩儿巷里，并留下了千古传诵的名句"小楼一夜听春雨，深巷明朝卖杏花"，也是与雨缠绕相连的。

　　陆游是一个高产、高质的作家，他一生笔耕不辍，名句颇多，如"巧妇难为无米之炊""位卑未敢忘忧国""山重水复疑无路，柳暗花明又一村"……更有名篇如《示儿》《临安春雨初霁》《书愤》《卜算子·咏梅》《钗头凤·红酥手》等。光是存世诗作就有九千三百余首，大多收在《剑南诗稿》中，而这八十五卷诗集，似乎象征着他八十五个春秋的人生岁月，其中有很大部分就是在他任严州（今杭州建德、桐庐一带）知州时编印而开始流传的。

　　他自小接触医药，懂医懂药懂养生。虽几起几落，宦海沉浮，年近八十才从官场离职还乡，但仍然长寿而终，享年八十五岁。其实，若不是他最后几年忧国伤感，积郁攻心，可能还会再添高寿。然而，不管怎样，在古代，八十五岁离世的他已算是绝对高龄了。

我们从他的绝笔《示儿》中，感受到了他生命最后时间的期待与无奈，感受到了心情对健康确实是有影响的事实。同时从侧面也能够看出，他其实也可算作无疾而终了。

死去元知万事空，但悲不见九州同。
王师北定中原日，家祭无忘告乃翁。

其实我们从他的"元知"二字，便可知晓他对生命周期与规律的认识。再深究一下不难发现，大诗人对如何保持良好的心态并不是不清楚。前面《雨夜》三首小诗里也皆有表露，但总的来说，他的长寿很大方面还与他熟知医药、经常锻炼相关。

陆游从小就喜欢阅读医书，并亲自执锄耕地摆弄他的小药圃，故能熟识本草，这在他各时期的诗句中都有显示。

我们从他的《剑南诗稿》中，就能找到一些关于他自己种药采药施药的记载。如"幸兹身少闲，治地开药圃""老子不辞冲急雨，小锄香带药畦泥""小雨荷锄分药品，乍凉扶杖看优场""云开太华插遥空，我是山中采药翁""采药今朝偶出游，溪边小立唤渔舟""采药鹿门山，钓鱼富春渚""我亦从来薄世缘，偶然采药到西川"等等，可谓场景丰富，涉地广袤。

正因为喜欢经常迈腿、动手上山采药，打理小药圃等，故客观上也增加了平时的活动量，这是他得以长寿的又一种要诀。

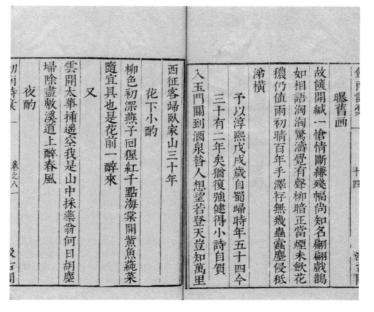

〔宋〕陆游《剑南诗稿》书影

　　陆游养生也十分注重饮食，有诗《食粥》为证："世人个个学长年，不悟长年在目前。我得宛丘平易法，只将食粥致神仙。"提倡"少饱则止，不必尽器"。

　　而上述两点，恰恰是我们现在要求每个人尽量去做的养生方法，即"迈开腿，管住嘴"。

　　陆游也帮人看病，虽然这不是他的主业，但他还是一直认真对待。对他而言，救死扶伤，问诊施药，是"活人之命"的大事，丝毫不能马虎。他尽力做到"蓍囊药笈每随身，问病求占日日新。向道不能渠岂信，随宜酬答免违人"。这说的就是他自己平时喜欢随身携带药方医书，因为有寻医问药、咨询求占需求的人，经常会带来新的问题。讲道理呢，可不能信口开河，让人觉得不靠谱，随便回答、胡乱应付，那是要耽误人的啊，所以千万要避免发生。

陆游是仕途中人，不仅当过不少地方的通判、知州、主簿等地方官，而且还在京城临安（今杭州）朝廷中做过礼部郎中兼实录院检讨官，又在宋嘉泰二年（1202）受宋宁宗诏再度入京，修撰《两朝实录》与《三朝史》，官至宝章阁待制。

如此之忙的陆游还能经常利用自己的擅医特长，为百姓服务，这在古代众官中的确极少。更值得称道的是，他还是中国历史上名扬四海、声传九州的大诗人、大文学家。

陆游无论在地方官的任上，还是归乡隐居的时候，都乐意为周边的普通老百姓提供健康服务，就连村民辨识不清药苗的小事，他也依然是热情相助，不亦乐乎。有道是"村翁不解读本草，争就先生辨药苗"，以至于出现了"儿扶一老候溪边，来告头风久未痊。不用更求芎芷辈，吾诗读罢自醒然"的奇妙情景。

"举手叩柴扉，病叟喜出迎。从我语蝉联，未寒畴昔盟。解囊付之药，与尔偕长生。"由于陆游一生中经常善待百姓，故也产生了"驴肩每带药囊行，村巷欢欣夹道迎。共说向来曾活我，生儿多以陆为名"的感人场景。

陆游从亲自种药、采药到为患者看病施药，且得到了广泛的肯定与好评，直至把收集、验证过的一百多个药方编辑成《陆氏续集验方》二卷，说明他已经不仅仅是一个大诗人，而且堪称医学家、药学家。只是他在这方面的知名度与影响力，与他的诗词成就相比，还略微差那么一个级别。

懂医知药"苏知州"，在杭抗疫有良方

宋元祐四年（1089），苏轼（1037—1101，字子瞻、和仲，号东坡居士、铁冠道人）第二次来杭州，任知州。此次来杭，与他首次来杭州做官（任通判）已时隔十八个春秋。而在此间的岁月中，特别是经过了"乌台诗案"，他的性格与文风等都有了明显的变化。

而这次一到杭州上任，他马上面临了一个挑战，也宛如被摆了个下马威。那么，是谁给了他下马威？

是疫情，是当时杭州城已流行颇盛的瘟病。很多人咳嗽、头痛、发热、流鼻涕，严重者还腹痛、腹泻，就连州衙门里，也有好几个人中了招。

懂医的"苏知州"感觉到了若任其发展，事态将会变得十分严重。疫情如果导致民众出现死亡，届时老百姓的恐慌心情就会蔓延开来，商家将会歇业，百业齐受冲击，市将不"市"，后面的局面便难以收拾了，须马上采取措施。

他当即召集幕僚开会议事，商量对策。有人说："我们顺其自然吧，即使有人病死，也不是我们衙门的事，我们区区几人，既没精力，也没能力去管。"

"此话差矣，我们为官的责任便是为了民众的平安，现在问题已摆在眼前，怎能视而不见？更何况疫病一旦广泛蔓延，还会带来大量的灾民，更让百姓遭遇祸害，我们也会失信于民。"苏东坡立马指出了这样不负责任将会带来的不良后果。

于是，他们先从分析疫情的起源着手，以便对症施策。

他们发现，此次疫情，主要是由杭州及周边地区这两年的大旱所造成的。因为旱，成了灾，又因为灾，使粮食供应发生困难，造成饥荒，而饥荒使很多人挨饿导致了免疫力的下降，敌不住病菌侵袭。如此下去，灾情疫情恐越来越烈。就这样，一条灾害引起的线索链清晰地摆在了苏东坡及幕僚眼前。

他马上做出了应对目前情况双管齐下的解决方案：一方面救济受饥荒的灾民，另一方面治病抗疫。那我们来看看他究竟采取了哪些措施呢？

这天，苏东坡得到从京城传来的一个好消息：他给朝廷的奏本所提希望减免本路上供米三分之一的要求被批准，同时还得到了赐给剃度和尚的度牒（是朝廷给已经得到公度、成为僧尼者所发放的证明文件，可享免除租税徭役等特权，后又被当作政府可用来出售的文书）若干。后来他们把度牒也换成了大米，来救济饥饿的百姓。

这时在杭州的很多街巷时常会出现这么一个场景：由衙门派员设立的分发米粥和汤药的派发点前面，人们排着长队，有人把刚打到碗里的粥一股脑儿地倒入口中，然后感恩地向派粥、汤的人鞠一躬，有的运气好还能再打上一碗带回家去。

此外，就在开会做决定的当晚，苏东坡亲自组织并带领几个郎中和懂医的人，针对城里疫情略有不同的症状，搞出了几个药方，分头誊抄，第二天起就在多处人员相对密集的地方张贴榜示，让百姓了解病症，自我参照并且抓药预防或治疗。这一招其实放在一千多年后的今天，对防疫抗疫仍然具有实用性及一定参考价值。

紧接着，苏东坡再度举措，他拨出公款两千缗（宋时钱币，一缗即是一贯，为一千文），加上自己捐的五十两银子，在杭州市中心（即现在的众安桥一带）建了一个医坊，号"安乐坊"，重点治疗此次疫病的患者，而且还有不少穷人得到了免费治疗。人手不够，他叫来寺院僧人帮助管理坊事。除了自己抽空上坊里安抚患者、参与咨询问诊外，还聘请了杭州及周边地区的名医前来义诊。

"安乐坊"成了我国最早的公私合资、合营的医疗机构，也是当时全国最大的面向社会民众的医疗机构。

由于措施到位、处置及时，此波疫情虽然来势汹汹，但整个杭城很少有人在疫情中不治身亡。

而此时，苏东坡又在思考一个更深刻的问题：杭州本属江南鱼米之乡，为什么会遭如此严重的旱情？一个决定在他心中生成，要兴修杭州的水利系统，使百姓的粮食供应有基本保障。

首先，他在中河通钱塘江的接口处建造堤堰闸门，控制西湖水的蓄积与排泄，并防止钱塘江盐潮倒灌。接着，他领导市民及雇募的民工开建水道，修缮城内六井，疏浚西湖、驳坎建堤。他是懂医之人，也懂得中医药食同源之道，他选择在西湖中大量种植莲藕菱角，既可观赏，又可食用、药用。此举无意中也为后世杨万里（1127—1206，字廷秀，号诚斋）那样的大诗人留下"毕竟西湖六月中，风光不与四时同。接天莲叶无穷碧，映日荷花别样红"这样的西湖美句，创造了条件。

而疏浚西湖、河道与挖井产生的淤泥，就堆积在西湖中，修筑成一条方便行人往来的长堤。后来杭州人为了纪念他，就把这条堤称为"苏公堤"。话说回来，杭州自此以后，历史上也鲜有严重旱涝灾害的记录了。

说完了苏东坡的抗疫故事，我们再从他的诗词中去寻觅一下他的养生术与对中医药的博识。

苏东坡有很多写中药材，特别是现在所称药食同源食品的诗词，我们不妨打开他的诗集，挑选几首来读一下。

写薏苡："不谓蓬荻姿，中有药与粮。春为芡珠圆，炊作菰米香。"

写菖蒲："春荬秋荚两须臾，神药人间果有无。无鼻何由识蕡卜，有花今始信菖蒲……"

写橘皮："一年好景君须记，正是橙黄橘绿时。"

写芍药："扬州近日红千叶，自是风流时世妆。"

写菊花的就更多了，流传最广的莫过于："轻肌弱骨散幽葩，真是青裙两髻丫。便有佳名配黄菊，应缘霜后苦无花。"

在这些诗中，他或会悄悄地点一下该物的特点、特性，或会点一下花时、功效。

传说在他的生平中，发生过许多与中医药相关的趣事。大家知道大诗人喜欢喝酒，我们就顺便讲两个传说中他喝酒时发生的小故事。

一则曰：好友酒令说药名。

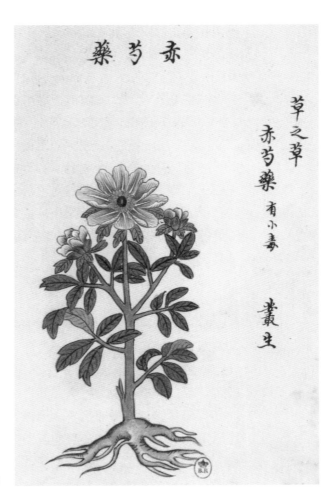

赤芍药

杭州风情 HANG ZHOU

　　一次，他与好友姜至之等聚在一起喝酒，酒到兴头上，姜至之提议行酒令以助兴，须说出在座客人名字中能搭边的中药名。这难度可不是一般的了。有人干脆直接打了退堂鼓："我肯定说不出，你们行令我饮酒吧。"说着先自罚一杯，"咕咚"倒入口中。

　　姜至之先指了指苏东坡道："你的名就是一味药，子苏子（紫苏子）。"苏东坡马上回道："你不一样嘛，不是半夏，就是厚朴。"姜至之不解，问苏东坡为什么如此说。

苏东坡笑着说："如果不是半夏、厚朴，何以说制之？"原来在宋时，半夏与厚朴要用姜汁来炮制。那个"姜"，不就是姜至之的姓吗？由此看来，他不是略懂，而是深通。关于生姜之药用功效，他还在其《东坡杂记》里作了记载："予昔监郡钱塘，游净慈寺，众中有僧号聪药王，年八十余，颜如渥丹，目光炯然。问其所能，盖诊脉知凶吉如智缘者。自言服生姜四十年，故不老云。"

另一则曰：离席巧对双关帖。

有天，历史学家刘贡父请苏东坡喝酒，突然弟子找他有急事，他起身叩礼，想要告辞。刘贡父喝得正在兴头上，意欲挽留他，就道："幸早里，且从容。"苏东坡接口道："奈（柰）这事，须当归。"在座听懂的人对他们两个的高水平竖起了大拇指。原来两人各说的区区六字，不仅是挽留与告辞的应答，还隐藏着更多的信息。前者用杏子、枣子、李子和苁蓉，来表示时间还早呢，不要着急；而后者一样用苹果（柰是苹果的一种）、甘蔗、柿子与当归，意思表明这事无奈，我必须赶回去处理一下。真可谓：出题聪慧，对应巧妙。

东坡八岁就拜道人张易简为师，因张熟识医理，教会了他许多医药学的知识。苏轼曾撰写过《苏学士方》，后人将其与沈括撰写的《良方》合编为《苏沈内翰良方》。在他平时写的小杂文中，也有不少养生及对食、药的叙述和记录。如他的《东坡杂记》中，就有专门写芡实、茯苓两种食药材的。

芡实，他是这样描述的："人之食芡也，必枚啮而细嚼之，未有多啜而哽咽者也。"

对茯苓，他则这样记录："伏（茯）苓去皮，捣罗入少白蜜，为粆，杂胡麻食之，甚美。"

由此看来，大诗人苏东坡除了写一手好诗外，还兼备良相良医之才，如果不是他在诗坛上的光芒特别耀眼，可能人们会把他当作一个医药学家来看待呢。

不为良相，则为良医，范仲淹还有健康经

相传范仲淹（989—1052，字希文，世称范文正公）有一句脍炙人口的名言："不为良相，则为良医。"

关于此句，有人好奇：范文正公为什么会得出如此结论，拥有如此志向？鉴于他的影响力，后世许多人在选择学业、选择职业的过程中，往往会参考这一观点，作为方向，甚至当作座右铭。

这需与宋代的社会背景联系起来看。总的来说，大宋朝廷相对而言是重文轻武的。因而除了做官，行医是一个很好的职业，不仅可以救死扶伤，还有受人尊重的社会身份。于是，"为良医"超越了"为良相"等的选择，也说明了自宋以后从朝廷到社会对医药与养生的日趋重视。

其实范仲淹所指的"便为良医"，不仅仅是一种职业的提倡，也是一种崇尚健康、重视医学、关注养生的倡导。

对于养生，对于健康的生活方式，他是较为重视的。我们从他第一次来杭州做官时，所作的几首小诗中，便

可以领略一二。这些随笔小调更能表达生活的真实。

诗的总名称就一个，曰《萧洒桐庐郡十绝》。

（1）

萧洒桐庐郡，开轩即解颜。
劳生一何幸，日日面青山。

（2）

萧洒桐庐郡，公余午睡浓。
人生安乐处，谁复问千钟。

（3）

萧洒桐庐郡，春山半是茶。
新雷还好事，惊起雨前芽。

（4）

萧洒桐庐郡，千家起画楼。
相呼采莲去，笑上木兰舟。

（5）

萧洒桐庐郡，清潭百丈余。
钓翁应有道，所得是嘉鱼。

（6）

萧洒桐庐郡，身闲性亦灵。
降真香一炷，欲老悟黄庭。

……

这是一幅何等潇洒的图卷。然而他的字里行间，并不停留在对青山绿水的描述，更多的是一种对潇洒、舒适、恬静生活方式的赞美。过了不惑之年的他，对生活、养生有了新的感悟与向往，特别是来此地并非游山玩水，而是隐藏着被贬谪外放、宏图难绘的失落。

当时，范仲淹来杭州为官之处叫睦州，州治在现在杭州建德的梅城，辖今建德及桐庐的一部分地域。那一年是宋明道二年（1033），宰相吕夷简力主废后，范仲淹不赞同，伏阁请对，得罪了吕夷简，被朝廷一纸诏书谪守睦州，倒给后人留下了几许笔墨。

我们不妨来破解一下其中的"密码"。

第一首写的是：打开窗户，满目美景，紧锁浓眉，即可展开。一生劳作，何谓幸福？天天能赏，对面青山。他认为，居住的环境很重要。

第二首写的是：闲暇睡上一午觉，烦事琐事梦里消，自认做人安乐处，何必再问千杯少。只要美美地睡上一枕午觉，便也是很好的养生方式。

第三首写的是：春天山上，满坡是茶，春雷阵阵，雨水飘洒，壶中清香，出自新芽。简便的养生之道，可能就是清茶一杯。

第四首写的是：居有好宅，也须多动，相约采莲，喜乐无忧，舟载笑声，叟还孩童。他告诉我们，笑一笑，十年少；动一动，不言老。

第五首写的是：闲趣怡人，清潭垂钓，其实可谓，养生有道，所得嘉鱼，不如其妙。他提醒我们，有很多垂钓者，真正的收获是养心、养生。

第六首写的是：心静逐闲，灵感纷显，燃香祛浊，唯思祖贤，欲思不老，真知灼见，《黄庭》一经，宜常吟念。诗中，范仲淹特别提示大家读一下《黄庭经》，以帮助养生。

谈及范仲淹与杭州医卫健康方面的关系，还有一个小细节，我们不妨来看一看：

宋皇祐元年（1049），范仲淹奉仁宗皇帝诏命由邓州迁徙至杭州为官，那年，他已经六十一岁了。由于多年在军中操心，且参与或指挥多个与西夏的战役，并在朝廷经历了"庆历新政"失利这样的劳心之举后，他描述自己"患肺久深，每秋必发"，加上"子有疾恙，日常忧虞"，已是积劳成疾，积郁为病。

于是当被派往杭州时，他十分感恩仁宗皇帝，奏书曰"荐分于善壤"，"迹虽远而获安，年已高而就逸"。至少当时他是这么认为的：皇帝让他到杭州这么一个好地方做官，已是在照顾他这个老臣了；杭州离京城与在邓州相比虽然要远了，但可获得安宁，年事已高更重要的便是享受安逸。所以他已较为知足。

到了杭州，范仲淹感觉颇好："余杭偶得借麾来，山态云情病眼开。"虽有很多公务处理，但从他留在杭州山水间的笔墨之中，仍让人们感受到其在杭州时的心情总体是愉悦的，也是有利于他的疗病、康复的。有其诗为证，如"长忆西湖胜鉴湖，春波千顷绿如铺""江干往往腊不雪，今喜纷纷才孟冬""西湖天下绝，今日盛游遨""钱唐作守不为轻，况是全家住翠屏。……最爱湖山清绝处，晚来云破雨初停""西湖载客恣游从，湖上参差半佛宫。……向此行春无限乐，却惭何道继文翁"等等。

在杭州, 他心情舒畅, 故又面对钱江大潮诵道: "何处潮偏盛, 钱唐无与俦。谁能问天意, 独此见涛头……" 气势轩昂, 精神抖擞, 哪有病态可言?

如果后来不是因遭弹劾被调离杭州, 赴青州任职, 而是继续留在杭州的话, 恐怕他的寿命至少还能再延长几年。

以上而观, 从一个侧面, 我们已不难发现, 杭州的的确确是一个宜居、宜养生的好地方, 就如范仲淹所说的, 是善地一方。

杭州, 给了大诗人以灵感, 而大诗人又给杭州留下了美篇, 留下了足迹, 同样也留下了有关健康生活、有关养生的千年吟唱。

第三章

药食百将，乾宁医道的千载良方

打仗靠将，治病靠方。在历史的长河中探索时，我们突然发现，居然还有些钱塘旧事，让杭州的中医药文化与梁山好汉挂上钩了。

读者大多都知道《水浒传》里的一百零八将，其中有天罡星三十六将，地煞星七十二将，由这些人组成的将领团队，自然是施耐庵笔下晁盖、宋江义军的精华，发生在他们身上的故事，也是整个《水浒传》故事的精华。而一百零八将这些人物形象及所发生的一些故事，可能因为施耐庵曾在杭州做过官，便带有一些杭州地方色彩了。可你听说过吗？在杭州，还存在着另一个一百零八将的故事版本，只是这个说的是中医药食同源的事。

提起这故事啊，还得从南宋说起。

凭着手中的秘方，御街上开了家不一般的医馆

宋隆兴元年（1163），临安发生了一些大事，也发生了一些小事，虽然大事、小事都不止一件，但这里我们要讲的就是其中那么一件小事。

044

先提下大事，那年，宋高宗赵构把他的皇位禅让给了赵昚，自己开始了德寿宫里的生活，至此，年号由绍兴变成了隆兴……

那年的秋天，临安城已桂子飘香。在离朝天门不远的御街上，传来了节奏明快的锣鼓声，同时还夹杂着阵阵笙乐。一眼望去，街上一个店面的木制招牌上，一块红布正在褪去，远远地，就可以看到"乾宁斋"三个大字。门前一个汉子正扬起手臂，划过胸前往右前方一摆，做了个"请"的手势，将门外观看的人一同请进了屋内。

原来，一场开业仪式刚刚落幕。这是家中医堂馆，在现在看来，双开店面虽不是很大，但在当时，也算够可以了。

那个汉子就是这堂馆的掌柜，他姓董，坊间传说是宋徽宗崇宁年间（1102—1106）参与修编《和剂局方》的御医董天元的后人，他手上有几张外面没有的灵奇秘方，且多为食疗方。

正因为有了这个资本，慕名前来就医、调养的患者越来越多。也因为开在皇城根儿，有时还有宫内的官员也来光顾，生意自然不错。

由于看病的水平颇高，加上为人和善，人们开始称呼掌柜为董半仙，这一叫，却把他的名字给叫没了。

董半仙自己坐堂当郎中，并亲自指导熬汤煎药，与顾客的关系越来越密切，生意也越来越兴隆，似乎是应了当时的年号。

为了进一步扩大影响，他还想出了一招，每天一早让伙计去吴山脚下的大井挑水，打水回来入得店堂前必高声大喊几句："今天的水来了！大井水啊，乾宁斋的药啊，此水熬啊，效果好啊！"

提起这大井，据《梦粱录》卷十一"井泉"记载："吴山北大井曰吴山井，盖此井系吴越王时有韶国师始开，为钱塘第一井，山脉融液，泉源所钟，不杂江潮之水，遇大旱不涸。"还有人称此井位于龙脉上，水具有特别的灵气。那伙计一吆喝，人们马上听到了"大井水"三字，自然而然又联想到了店家用好水煎好药，果真是聪明的一招啊。

然而才一年多光景，也说不清那运气究竟是好还是不好，乾宁斋关了门。原因是宋孝宗赵昚改了年号，"隆兴"成了"乾道"。

有人要问，这皇帝改年号，与他开店有啥关系？这与别人无关，与乾宁斋就是有关系，因为它的名中也有个"乾"字，需避讳。当然，只要换一下招牌就可以了。但是，这只是其一，还有个原因一般就猜不出来了，因为皇宫内有意请董半仙去做御医。

如此一来，董半仙在想：这当御医自然是好，既不用考虑生计，还可光宗耀祖，只是这店铺生意日盛，交给别人也不放心啊，经营不好还会有辱自家声誉。况且，一时也找不到合适的人。算了吧，暂且先关了吧。

谁料，这一关，竟是数百年……

一碗伏茶，让视线汇聚到那神秘食疗方

"喝吧，不要钱的，夏天喝几口，病来会调头。"

有个小年轻，一边用小竹勺往瓷碗里舀茶，随后递给一旁的一位老者，一边对他说。老人接过碗，咕咚咕咚地一口气喝了，连声道："舒爽，真舒爽！"接着又问："后生，你是好人啊，这大热天的，在街上给我们素不相识的人送茶喝，这是什么茶？喝到口里就觉得一阵清凉。"

"这是我们乾宁斋自己配的伏茶，由鱼腥草、金银花、夏枯草、荷叶、茯苓、薄荷、生甘草等一起煮的。夏天喝它，既防暑解渴，又防病祛疾。"小青年答道。

这段对话发生时，已是明嘉靖年间喽。

话说董半仙的后裔中有一个叫董仁的，他在北京、杭州先后开了两家名字相同的中医堂馆——"乾宁斋"。没错，就是南宋时曾在临安出现过的那间药铺。

明弘治十一年（1498），董仁出生在一个世医之家。他从小习医，博览医书，广纳医术，年纪轻轻就已医技高超。明正德十三年（1518），南赣巡抚王守仁（即王阳明）手下的军队征兵，特别需要随军医生。董仁得知信息后，就报了名，后通过选拔，成为一名军医。

次年，宁王朱宸濠起兵谋反，集聚军队十数万，很快攻陷了南康，拿下了九江，紧接又顺长江而下，攻克了安庆，直逼南京。

王守仁举兵征伐，采用围魏救赵之计，最后生擒朱宸濠，平定了叛乱。其间，董仁因救治伤员有功，得到嘉奖。值得一提的是，其中有场恶战，发生在鄱阳湖畔。也就是这几天，成了董仁人生轨迹中的一处重要节点。

那天，前线撤下来的受伤将士被临时安置在一座古庙里。伤员的刀枪创口血肉模糊，不少伤兵横七竖八地躺在地上，遍地血迹，只听得此起彼伏的痛苦喊叫声，这让董仁感到心中乃至胃里都十分不适。毕竟这是他生平第一次见到这种场景，他有点想呕吐，但他用手按抚了下胸口，控制住了自己。

"救死扶伤乃是我的天职，是我的责任，谁让我是一名军医呢？我如一吐，势必更引起伤兵的惊慌与紧张，这不利于他们疗伤。"这么一想，他忍住了，只是用手按抚了一下胸口，继续忙于施救。而这一微小的细节，却正好被一旁的老方丈给捕捉到了。

在一个稍稍的空隙，方丈贴近了他，问道："小伙子，行医多久了？"原来，就是刚才那短短的一瞬间，他凭直觉，发现了一个自己所要寻找的对象。

老方丈出家前也曾是一个郎中，手上有几许药食疗秘方，现在年纪大了，他想把它传授出去，以惠民众，但从庙里的弟子到自己熟悉的人，似乎没有合适的人选。而董仁方才的举动，如是常人，大凡也就过去了，偏偏方丈看见了，他觉得此人可以托付，不过还需要再摸下底，然后作出决定。

董仁当然不会知道老方丈的心思，他逐一回答了方丈所提的几个问题，又转身忙事儿去了。

是夜，方丈与董仁在庙门外的石条上又坐着聊了几句，当然，想着众多伤员的伤势病情，他俩都无心情长聊，匆匆地只听方丈道："是役结束，如咱俩有缘，你再抽时间来这儿，老衲将方子给你。"听得出，他们前面的交流很好，谈得也投机，而且约定了医药方托付的事。

第二天，战事依然，可董仁心里仿佛被注入了更大的动力。战争的残酷与他"天下康宁"的祝愿虽是两极，但又必须接受这一磨砺。

好在这场正德、嘉靖年间的战争只上演了三十五天，就以叛军头目"宁王"朱宸濠被擒而快速落幕了，但董仁却从此获得了机遇，"白"捡了一份资源。

当他身披荣誉、衣锦还乡时，他又去了趟鄱阳湖畔。在庙里，他聆听了老方丈的教诲：以斋为洁，律得身心和谐；以心为医，仁得天下康宁。还有件十分重要的事，就是他如约而至，幸运地获得了方丈珍贵的秘方，其中有些，一直流传到了今天。

而立之年的他隐约记起了"乾宁斋"这个与自己家族相关联的名号来，他决心重拾招牌，再现雄风。因为，此招牌的含意，竟与老方丈给他的要领高度地一致。于是，他首先选择还是在当时的京城——北京，先把第一家医馆开张了，紧接着，他想到了杭州，那里有传承的源头。

杭州店址的选择，他受到先辈的启发，定位在了望仙桥附近。虽然昔日的皇宫遭元军焚烧后早已不复存在，但这里依然是闹市区，依然是达官贵族的居住区。

此时，董仁的手上，已聚集了数十个食疗秘方，毫无疑问，食疗也成了"乾宁斋"的一大特色，尤其是董仁自己对《黄帝内经·素问》中药食同源的理论颇有心得，君臣佐使运用熟络，为当地患者与百姓的身体调养带来了福音，也使自己医馆的声名再次见涨。

自开了店后，董仁也算完成了成家立业的人生大目标。他有了董莲、董翊、董瑞姐弟三个孩子，家业逐渐殷实，日子过得十分滋润。然而，他却并不只顾享受这样的生活，还想利用自身一技之长，以及所拥有的秘方资源，多做些惠及民众的好事。

那年的夏天，杭州刚刚出了梅雨季，便开启了大伏天的烧烤模式，树上的知了一个劲地"高喊"：热死了、热死了。就在望仙桥上，一个茶摊悄然出现。于是，我们看到了前面的一幕，而这一幕，直至今天，我们也许还能看到。

送伏茶，与赠饮凉茶形式似乎相同，把止渴解暑的碗碗凉水给予路人，不同的是，前者更用心，更专业。

所谓专业，指的是伏茶可根据不同人的体质，按药食同源原理的食疗方进行搭配，不光防暑，还具有夏季养生作用。更重要的是，要长时间做一件好事，那真叫不容易。难怪，一杯伏茶，可能让人记住了一块招牌，而这块招牌又逐步向更多地方蔓延。

"皇、孝、诚"三字，如乾宁医道的三只鼎脚

随着时间的推移，董仁的长女董莲已出落成一个亭亭玉立的大姑娘了。她从小聪颖，耳濡目染父亲的医技医道，再加上自己对此日渐增长的兴趣，她也慢慢成了杏林的一把好手。她从小跟父亲上山采药，回来后喜欢把药材的模样用笔画下来，善绘图也成为她的特长。

明嘉靖二十二年（1543），乾宁斋来了一位二十多岁的小伙子，看似有备而来，"情报"很准确，董仁正好在店里。他也落落大方，直叙此行目的：因久仰先生大名，想前来拜师学技。

年轻人姓龚，名廷贤，已习医数年，按现在的说法他已不是一个小白，而是进修生了。董仁看他眉目清秀，知书达理，就欣然收他为徒，这样医馆也正好再多一个帮手。

龚廷贤基础不错，因而上手也很快。由于他的文笔一流，常在董莲作画时为其配诗或题写一些草药的药理说明。这样，两个小年轻自然而然擦出了爱情的火花，不久，两人便喜结良缘，成了夫妻。

董仁也算是慧眼识珠，没有看错人。后来龚廷贤经试顺利入选了太医院，不仅在儿科、妇科、内科、外科等方面有了更大的长进，而且对药食同源的研究也取得长足进步，成为光耀家族之人。

他在董莲这个贤内助的贴心照顾与助力下，一生著书颇丰，写有《寿世保元》十卷、《济世全书》八卷、《万病回春》八卷、《小儿推拿秘旨》三卷、《药性歌括四百味》、《种杏仙方》四卷等，实属高产作家。这些书籍，也构成了后来乾宁医道主要的学术体系，其中有的方子，便是所谓药食一百零八将中的成员了。

要说乾宁医道，除了学术之道，也必须提一下它的道德观与为人处事的理念。据乾宁斋的后人所述，他们把其归纳为"皇道、孝道、诚道"三道。

所谓"皇道"，即是要把顾客当作衣食父母，当作皇帝来对待。西方有个说法：顾客就是上帝。而乾宁斋的好几位先人做过御医、太医，他们原来是为皇帝服务的，但后来这皇道的意义则把概念放大到了每一位患者、每一位顾客身上了。

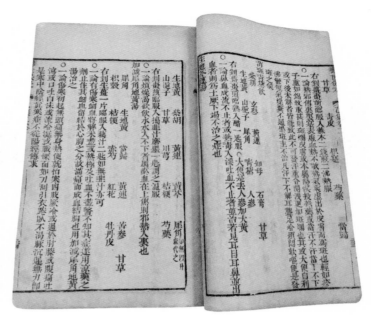

《寿世保元》书影

　　"孝道"比较好理解。因为医馆、药铺的顾客以老年人居多，尊老也成了他们开业的必要原则。在他们旗下的所有堂馆中，哪怕场地不大，也肯定设有老年人专属座位。这虽然是个微不足道的细节，但折射出的是一种善待长者的理念。

　　"诚道"是经营的核心理念，"事宁可不做，不能不诚；药宁可不卖，不能造假"成了数百年来他们的行为准则。

　　于是，在后来的历史长河中，无论任何时期，也不管店铺、场馆内经营顺否，对乾宁斋而言，此三道的痕迹始终没有磨灭，就如大鼎下三只结实的腿脚，稳稳地支撑着品牌的大鼎。

生肖石前说长寿，瓢羹石旁道饮食

　　还是回到明朝，看看药食同源一百零八将的由来，看看全国罕见的、拥有古代祖传食疗方较多的一个老药号里的古方传奇。

　　明神宗万历年间，《水浒传》的故事随着其刻本的出版已流传甚广，梁山泊一百零八将的形象也逐步在民间为人所知。

　　一天，平日多在京城的女儿董莲、女婿龚廷贤一家来到杭州，看望这段时间一直居住在杭的老父老母。于是，董仁夫妇与他们一家及小儿子董瑞一起相聚一番，自然十分开心。说实话，自女婿龚廷贤去北京任职太医院，女儿相随也跟去北京以后，老人与子女是聚少离多。

　　午饭后，年逾古稀的董仁心情很好，他建议大家一起去离望仙桥不远的吴山上走走。大家看到老父亲兴致勃勃的样子，都一致叫好，更何况长得早已超过父母身高的外孙还没去过此山，于是一家老小及医馆帮工十几人，"浩浩荡荡"向吴山走去。

　　吴山，又叫"城隍山"，山并不高，但它镶嵌在杭州城最为繁华的中心，在山顶可东望钱塘江，西眺西子湖，地理位置特别，四周郁郁葱葱，优美景色尽收眼底。

　　山上城隍庙、药王庙、东岳庙、伍公祠等祠庙星罗棋布，香火缭绕，可今天老爷子在前面打头阵，哪都没去转，先径直到了山顶一处裸露在地表上的怪石堆前，让大家仔细看看。董莲、董瑞姐弟等一干人心有不解，他们中有的早年就曾来过，知道这就是有名的十二生肖石。这儿石头的形象有的如鸡，有的似兔，动态各异，栩栩如生。老爷子究竟想让他们看出点什么东西来呢？大家的眼神此时显得有些迷惑。

见大伙一时无语，董仁便开了腔："什么叫真正的长寿？其实长寿一是要活得长，但还不够，还需要活得健康；二是要流传永久。你们看，当你们现在望着山脚下的袅袅炊烟，那里的人间烟火每天飘过，就如同十二生肖中的老虎再凶猛，它最终也会死去。而这石头的十二生肖，当我们的后代，或是后代的后代再来，问他这是什么，他仍然会告诉提问者，这是十二生肖，而不会说这是石头。"此时大家似懂非懂，各自领悟。

"我再问你们：十二生肖中最长命的是哪个？"

"龙！"好几个人异口同声。

"有龙吗？你们谁见过？"大家又一下子答不上来了。

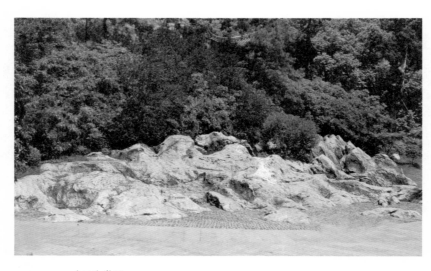

十二生肖石

"其实啊，所谓长久最重要的是精神！"董仁语重心长地说道。

"不过在这个世界上，肉体的存在当然很重要，大家都在比谁能像这十二生肖一样多走一轮。"这时，董仁又好像是喃喃私语。然而到这节点，大家似同开悟了，隐隐约约地明白来这里的目的，老爷子也真是用心良苦啊。

"走，我们再去看看那块石头。"董仁手指着旁边的又一块石头。

"瓢羹石。"因为太像了，原来知道的与不知道的几乎都脱口而出。

"嗯，这象征着天下最重要的工具之一，代表着人间生活的根本，常言道：民以食为天。吃好了，人就可以长寿……"

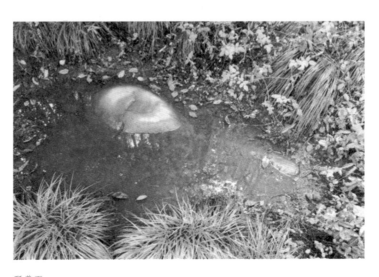

瓢羹石

听到这里，跟着的这一帮子人，算是基本了解了老爷子的意图：这吃饭喝药，皆无小事，关系到人的性命。所以，每个方子都需仔细推敲，严格施行。

站在吴山上，人的思路也变得特别开阔，龚廷贤接着岳父的话题，也对"瓢羹石"进行了浮想，并以一首打油诗来作了表述：

吴字何因口在上？以食为天多思量。
远眺炊烟万千家，瓢羹用好寿命长。

"说得好，这就是我带你们一起上吴山来的目的。"董仁听到女婿随口而成的小诗，便夸奖说。一行人也嘻嘻哈哈，共享天伦，好不热闹。

"老爷，这山下湖前的叫什么门？"不知谁问了句，众人随眼望去，两处雄伟的城门跃入眼帘。

"哦，东边的叫涌金门，西边的叫清波门，你们看过、听过水浒故事没？"老爷子又打开了话匣子。

"涌金门是梁山泊一百零八将之一浪里白条张顺的遇难处，《水浒传》中有一回专门写了此事，称涌金门张顺归神。别说张顺是一介粗人，肚里没什么墨水，但他在诸将中，却是较有医缘的一个。当年宋江、李逵、戴宗、张顺四人喝酒，宋江因贪鲜多吃了张顺抓的金鲤鱼拉了肚子，次日张顺便买来止泻六和汤药，帮宋江治好了病。还有梁山人众攻打大名府时，宋江染上疽疮，背上热痛难忍，张顺又向他推荐了神医安道全……"对于梁山英雄的义气，董仁似有许多感叹。

董莲读懂了父亲的话中意思，这些年来她也没少辅佐丈夫整理包括药食同源食疗方在内的各种医方，于是就接茬道："父亲，我们不妨将咱们那些食疗方也称作一百零八将。"

"不错，不错。"这一提议得到了大家的肯定，从此，这一说法就在乾宁斋的群体中诞生了，并流传到了现在。

由此看来，杭州也好，吴山也罢，在人杰地灵之地，很多事都会沾点灵气，难道不是吗？

第四章

冰糖葫芦，御旨引出的食疗典范

有谁曾料？一朝贵妃，惨遭杀身之祸，皇帝得知，也只能黯然泪下……

有谁可知？几颗山楂，御医也无招的贵妃病，竟让它给治好了……

又有谁曾想？这一切，居然与当今全国流行的名小吃——冰糖葫芦有关。

究竟发生了什么？让我们一起穿越时空，回到南宋绍熙年间的杭州，寻味那段离奇之事。

皇祭"夭折"和贵妃"暴毙"，祸不单行

那天，正逢一年冬至。宋光宗赵惇已离开皇宫，在临安城郊斋居两日了。为了参加当天的郊祭盛典，光宗还比平时早起了床。

临安的冬天，冷得有些刺骨。这是江南的典型气候，由于比我国北方湿润，气温虽不是极低，但冷起来，冷气依然会隔着衣服钻进毛孔里。一大早，没有当头的太阳，

冷风自然给冬至日增添了点凛冽的冬意。光宗虽裹在厚厚的龙袍里，但出得临时休寝行宫的大门时，还是不禁抖了一个激灵。他抬头望了望天，低下头心里思忖：自"靖康之变"以来，我大宋王朝虽还有半壁江山，但耻辱难消，作为朝廷君王，那可真是如鲠在喉。这一年一度的京郊之祭，可是一国大事啊，但愿来年上苍保佑，鸿运当头，万事皆顺……

不一会儿，君臣一行便来到祭台。

这里的祭台所设，虽不及赵家先祖在汴梁城外那样恢弘气派，却也一袭皇家风范，庄重、肃穆、雅致。这与宋高宗以来宫廷袭用的俭约之风还是一致的，虽然此时国力已有所提升。

祭乐声中，祭祀官点上了黄烛（一种专门为皇室、朝廷所供的蜡烛），几朵火苗在冷风中摇曳，总让人觉得心里有点不踏实。可还没等到上香，天色却忽地昏暗下来，一时间，豆大的雨点从天而降，一阵阴风席卷而来，瞬间横扫了祭台烟火，并向众人肆虐而去。不远处的那一片小松树林，顷刻传来了"呜呜呜"骇人的风鸣。

光宗不禁全身一颤，还没来得及躲进华盖（皇帝御用的大伞），身上已被雨滴劈头盖脸地砸个满身。他脸色阴沉，四处张望了下，等不及拿侍臣递上来的黄绢擦拭，也顾不得龙袍在身，手抱脑袋闪入了华盖。

又见眼前，霎时间大雨滂沱，祭台周围被一帘雨幕包围。那阵势，哪像平常冬日之雨，分明是夏天的暴雨。

祭台上黄烛飘曳的火焰，摇晃了没几下，就被雨水浇灭。祭祀官忙不迭想上前重新点上，却哪有这般本事？

天意？望着身边如没头苍蝇般手忙脚乱的侍臣，以及祭台前不知所措的祭祀官，光宗不禁叹了口气："作罢，回宫吧。"

这可是朝廷祭祀极少出现的状况，群臣嘴上不说，心中都在犯着难言的嘀咕：这情形，难道预示着什么？一行人簇拥着光宗，匆匆起驾，也不在斋居再待，直接打道上路。几个时辰后，已从丽正门那缀以金钉的大红门前经过，入得宫内。

此时，正在后宫的皇后李凤娘听得下人传"官家到——"，不禁心里"咯噔"一下，似乎有点意外，因为她这两天，刚刚做了件不可告人的"大事"。

原来，自从她成为皇后，按理也应心宽体胖，养养颜，游游园，可她偏偏还有个心思，就是要除掉宫中的黄贵妃，这女人可是自己唯一的竞争对手，是自己夫君、当今皇帝的宠妃。无奈光宗平时很少出宫远行，所以迟迟没有下手的机会。

这不，一得知光宗要出宫郊祭，且还需待上几天时间，真是时机难逢，不可错过，她暗中窃喜。

那天光宗刚一离宫，她即迫不及待地带上手下，穿宫过道，很快闪进了贵妃的居所慈元殿。

"皇后娘娘，你这是？"黄贵妃行完礼后，看到表情古怪的李凤娘，觉得诧异，娘娘平日可是极少来这儿的啊。

"我有事与黄贵妃商量，你们下人先退下。"李凤娘不动声色地让手下把黄贵妃的两个贴身丫鬟支到门外。

然后表情古怪、声色异常地拖长了腔调对黄贵妃说："你不是身体不舒服吗？"

"没，没有啊。"怪了，这皇后平时可从来不会如此关心宫内其他人的呀！今天用这般腔调和神情来"关心"自己，黄贵妃心里自然生惊，却也没往坏处多想。

哪知李凤娘没再多语，她给随行的两个宦官使了个眼色，又挥了一下手，早已准备好的那两人，一个上前按住贵妃，另一个同时把一件早已准备的棉褂摁在了她的口鼻上。

贵妃本来就身形单薄，又对宫中大白天竟会出现这种情形毫无防范，再加上被两个宦官紧紧压住，几乎没有发出什么声响，挣扎了几下，不一会儿，两腿一蹬，便没了气息。

两个宦官看看皇后，不知接下去该怎么办，问道："娘娘？"李凤娘凤眼一瞪："先放到床上去，盖上被子。把两个丫鬟支到前宫去……"

李凤娘原想，光宗至少还要在外再待上一天，她盘算着光宗回来怎么"说圆"了这件事，却没料到一场"妖雨"把光宗提前请回了宫内。怎么办？怎么解释才能消解光宗疑虑？她一时没了主意。不过很快她转念自我镇定了一下：除了上朝之事我不过问，其他大事小情，官家不都差不多由着我。她眼珠一转，主意有了。

几颗山楂治好了御医无法医治的贵妃病

"官家，你可回来了。真是太不幸了……"李凤娘恶人先发声，一脸凄凄惨惨的样子。"你刚一走，黄贵妃突然起病，来不及御医用药，竟然就暴毙身亡了……"
李凤娘装腔作势地对光宗说着。

"什么？"光宗一听，傻了。

他刚经历了上午那场出师不利的郊祭，路上还一直
疑神疑鬼，不料回宫忽又听到自己的爱妃暴毙身亡，联
想起来，好不诡异，一时竟然说不出话来。他稍稍定定神，
心理暗忖：黄妃呀黄妃，我这才离宫没有几天，你怎么
就与我阴阳两隔？要说生病，前一阵子我不是已召来"神
医"给你治病调养好了吗?

皇帝想的，是不久前黄贵妃得病求医的事情。

黄贵妃曾是宋孝宗淳熙末年的后宫嫔妃，长得眉清
目秀，花容月貌，光宗当年被立为太子时，由于身边只
有李凤娘，孝宗认为太少了，就将黄氏赐予光宗。光宗
登基后，黄氏被封为贵妃。光宗身边的妃子本来就极少，
因此对黄贵妃宠幸有加。

一天，黄贵妃茶饭不思，接着好多天基本都不吃不
喝，脸上那双会说话的眼睛，很快凹陷了进去，人也显
得面黄肌瘦。光宗叫来御医诊治，一连换了三个，搭了脉，
开了药，却不见好转。

这些御医竟如此无用？光宗急了，眼见其爱妃日渐
憔悴，宫内也实在无招，所以也顾不得隐私泄露，叫人
在宫外临安城的所有城门上张榜公告，宣称：凡有揭榜
能治好贵妃病者，一律重赏。

这样，告示从凤山门贴到武林门，几天过去了，一
直无人敢上前揭榜。

这一天，有个头戴草帽、卷着裤腿的人路过城北艮山门，见不少人围着在看墙上的布告，也就凑上去想探个究竟。看完以后，他喃喃自语道：让我这个江湖上的草头郎中试试吧！边说边一把揭下皇榜。一旁的御前军士兵朝他一看：乖乖，这赏金是你能拿的？但也不敢怠慢，便匆匆送他入宫。

此人见了皇帝、贵妃，虽从没经过这般世面，却也从容不迫："草民叩见官家、贵妃娘娘。"

"起来吧。"这时，光宗也顾不得礼仪了，直催他速给贵妃看病。

郎中看了看黄贵妃面相，又号了下脉，对在一旁的光宗和御医说："贵妃娘娘这病，只需按我的方子配药，吃了不出半月，便能好转。"

御医看了这民间郎中的药方，心生疑窦：这算啥破方子？不就是每天餐前用红糖一起煎熬山楂，吃上五到十颗嘛！

御医和贵妃将信将疑，按方抓药，三天过后，黄贵妃居然胃口大开，进食也正常起来。半月下来，人真的又面若桃花，美颜再现。光宗自然也很开心。

光宗高兴之余暗自思忖：虽自太祖以来，我赵家朝廷一贯崇尚医学，御医无数，但现在看来，临安民间藏龙卧虎，草头郎中自有高招，断断不可小觑呀！

事后，有御医还特地引经据典，找来唐代《皇帝内经·素问》，告知皇上这方法可能就是药食同源之理。《素问》上称：空腹食之为食物，患者食之为药物。光宗想：

马后炮。好在贵妃已康复，所以，光宗也没再怪罪御医能力不够，不如民间草头郎中这事了。不过也由此可知，南宋时京城临安，官民之间的互动和信任，还真做得不错。

妒悍之妇恶行和皇上居然惧内

黄贵妃的病由阴转晴，宫中上下皆大欢喜。不过，有一个人却很不开心，她就是当朝皇后李凤娘。

李凤娘是庆远节度使李道的女儿，相传她快出生时，有一天，李道驻扎的营前飞来几只黑凤，声声鸣叫，徘徊不离，似在预示什么。女儿出生后，李道想起此事，干脆给她取名凤娘。

有一回，曾给宋高宗母亲韦太后治好眼疾的当红道士皇甫坦来李道家做客。李道知道皇甫坦是个相面高手，就请他帮着给自家三个女儿看看相。皇甫坦欣然答应。

李道叫来女儿，让她们一一给皇甫坦作揖礼拜。当二女儿李凤娘要给他行礼时，皇甫坦却连连摇手："不可不可，你这女儿面相大贵，将来可能要母仪天下，我可担受不起啊。"

再说李凤娘也确实是个美人胚子，后来在皇甫坦的推荐下，宋高宗就做主让当朝皇帝宋孝宗的第三子赵惇娶了李凤娘。孝宗禅位后，李凤娘也真的做了皇后。却不料这给后来的朝廷治国理政埋下了一颗地雷，也成了高宗、孝宗两任皇帝共同的悔恨。

光宗赵惇当初娶了貌美如花的李凤娘后，自然甚是喜欢。殊不知，就在李凤娘美丽的容颜后面，却隐藏着颗恶毒的心。她生性妒悍，又一心想控制光宗，容不得宫内其他女人。如今黄贵妃病医好了，她的心病却患上了，特别是光宗此次对黄贵妃治病如此重视，更让她醋意大发，思量着日后怎样尽早除掉黄贵妃。

于是，悲剧上演了。

见光宗发呆不作声，李凤娘假惺惺地抹了下眼角，想挤出几滴眼泪："人去了，也找不回了，官家保重龙体啊。"

事已至此，其实光宗心里也明白是怎么一回事了。皇后的鳄鱼泪没流下，他感觉自己的眼睛已模糊湿润了。心里咯噔了下，不禁又想起前阵子发生的另一件恐怖之事。

那是他登基不久。有天，刚吃完一点小点心，侍女端来一盆清水，给他洗手。他看那宫女的纤纤玉手细腻红润，灵巧撩人，情不自禁地抓住那手，轻轻抚摸了两下。不想这一举动，让站在一旁的李凤娘看在了眼里。她虽不敢多说，但一双凤眼上的柳眉此时已成倒挂状态。

不久，光宗在嘉明殿用膳，李凤娘道："今天御膳房多做了道皇上喜欢的大菜。"一会果真上来一个食盒，打开，光宗差点吓得晕倒在地，原来，竟是一双血肉模糊的手。

这正是光宗曾经抚摸过的那位侍女漂亮的玉手。

李凤娘不温不火地说了些那女子的坏话，想淡化自己的恶行。但前因后果，其实光宗已心知肚明。受了这般刺激，从此光宗的精神似乎有些恍惚异常。

而这次，出宫郊祭没两日，黄贵妃就蹊跷"暴毙"，他实在无法相信这一现实，又无奈自己不在宫中，给了皇后一个肆无忌惮的机会。人已死，且也无从对证追索，光宗只得默默作罢。

光宗一直有些惧内，一天下来，突发的天灾、人祸两事，给他打击不小。整整一个晚上，他翻来覆去睡不着，从此，原本就有点先兆的心病日渐严重起来。虽宫外大多并不知情，但他日后给人们的印象便是怠懒朝政、碌碌无为，乃至后来发生"过宫事件"，都与这天发生的事脱离不了干系。

一个纪念方式让冰糖葫芦从杭州到全国吃了千年

过了些日子，光宗脑海中还是常常出现黄贵妃的音容笑貌，他决定用一种特殊的方式，纪念一下自己的爱妃。怎么才能让那蛇蝎心肠的皇后不知自己的用意呢？光宗想起给黄贵妃治好病的山楂来了，遂传旨让宫内御厨来朝一见。

御膳房的庖丁（厨师）很是奇怪：从没听说过官家亲自召见我等厨人，不知是福是祸。丝毫不敢怠慢，旋即来到福宁殿叩见光宗。光宗命他："日后每天给我弄些山楂果儿，淋点糖水，我想吃。"

御厨想：吃山楂果倒不难，只是而今正值隆冬，天寒地冻，果儿送到殿上很可能就冻上了。还好，官家也没说非要吃热的。于是，他想着想着，终于弄出一个法子，想看看官家喜欢不。

为了光宗吃得方便，他把山楂里的核先剔掉，又用根竹签串上，再翻滚着蘸上熬过的糖水，天冷稍一放，

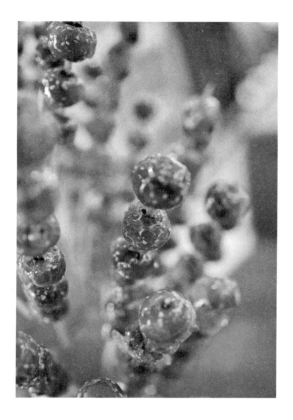

冰糖葫芦

糖浆就如同给山楂果包了层玻璃，晶莹剔透，里面一颗颗红艳艳的山楂，如同一颗颗玛瑙，煞是好看。

当一串串冰糖山楂果儿送到光宗面前，光宗居然没有被这红艳艳、亮晶晶的新鲜玩意儿吸引住，原本也是"醉翁之意不在酒"嘛。他尝了尝，山楂串倒还酸甜可口，可光宗心事在身，也无所评价。

光宗想到：如果当时贵妃干脆生病而亡，也就没有日后的杀身大祸，不觉得又多受了份痛苦，就说了句谁都没能听懂的话："病倒则无戮。"

"冰糖葫芦！好，好，这山楂果串就叫冰糖葫芦！"旁边人把光宗的话，听成了"冰糖葫芦"，连连讨好称赞。

光宗也不想解释，再说也解释不清。于是这"冰糖葫芦"就在宫内这么叫开了。再后来，这个葫芦串的做法又传到宫外，冰糖葫芦成了临安城老少皆喜的一种小食。

南宋被蒙古忽必烈灭后，从杭州流传到元朝新都城的东西并不多，而这冰糖葫芦，却成了都城北京的著名小食。这一根竹签，也算成了串上两个朝代首都的标志物件。从南宋到元、明、清，很多事情、很多物件儿都灰飞烟灭了，"冰糖葫芦"却从南宋临安走向元代大都，再逐渐风靡全国，至今不衰。

人们一般只看到那糖葫芦可爱的外表，品味山楂果儿的酸甜滋味，可深究起来，其中蕴含着博大精深的中医药文化中药食同源的道理，其中内涵，倡导的是中医的食疗。

自古以来，"药补不如食补"的理念在大多数国人心中已根深蒂固，这恰恰是千年来人们日常生活的经验积累所致。遥想当年，那揭皇榜给黄贵妃看病的草头郎中，估摸着贵妃就是肠胃不消化，所以也就弄点临安城外山上就有的山楂当药，一治即好。而平时吃惯了山珍海味的贵妃，用上这招，自然灵验。御医束手无策的事，倒让草头郎中捞了个"神医"之称，这赏金也拿了，名也有了，真正落了个名利双收。要说几颗小红果啊，可真是发挥了大作用。

只是到了夏天，冰糖葫芦的制作还需多一道工艺，叫作"滚冷板"。因为天热，不滚一下冷水板降温，那山楂串成不了我们冬日看到的模样。

这冰糖葫芦，不仅起源于我古代杭州，还是借着皇帝御旨，百姓搞出来的一种药食两用的创新小吃呢。同时按现在说法，这可是真正意义上的功能性食品。

再说那宋光宗，作为皇帝，其一生可谓有点可怜兮兮，除了名声在外的"怕老婆"，当朝五年几乎一事无成，剩下值得记载的，这一串"冰糖葫芦"，怕也算是其中之一了。

第五章

巷以医名，钱塘自古重郎中德望

杭城自古多小巷，尤其在古代，城区多河道，区域面积小，屋宅密而多，大路比较少。

不过你知道吗？在杭州的小巷名称里，还有一些是以某个名医、郎中的名字或姓氏来命名的，如：严官巷、金郎中巷、张卿子巷……而这些巷名，是怎么来的呢？巷名里又深藏着什么样的故事呢？我们不妨一起去看看。

太皇赠予金杵臼，严官从此名气留

淳熙十六年二月初二（公元 1189 年 2 月 18 日），这一天是中国传统风俗龙抬头的日子，宋孝宗为给高宗守孝，禅位给了太子赵惇，太子即位后，是为宋光宗。孝宗成了太上皇，居慈福宫（后改名重华殿），继续为宋高宗服丧。

绍熙二年（1191）的一天，重华殿内。

孝宗身边的两个宦官正窃窃私语："这可怎么是好？太上皇已病了数日，再这样下去，太上皇的身体会吃不消的。"另一个同样面带忧郁答道："可不是嘛，但太

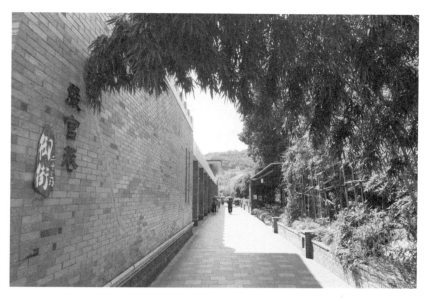

严官巷

医说了，所用的药都不见效，我看他们都快没招了。"

两个人悲悲切切地说着，声音竟带着点哽咽，看得出这二位在孝宗身边伺候也有些年头了。而里面龙床上的孝宗面色蜡黄，气若游丝，有气无力。比生病更不舒服的是，已做了当今皇帝的儿子，居然很多天没来这里露下面了，他不可能不知道自己父亲病了的。

说起来也是，自己让本来还轮不到坐上龙椅的三儿子接了班，可他只在刚禅位、自己正在服孝期的那段时间还算是听话的，后来这一天天下来，则越来越不像样了，这次自己生病，他居然都不来重华殿一趟，两人似乎是相隔了万里之遥。不过他也清楚，其中啊，他的儿媳妇、现在的皇后李凤娘起了推波助澜的作用。

问题症结其实在李凤娘当上太子妃后就开始出现。

这是一个多事的妇人,她喜欢在高宗、孝宗和太子赵惇三宫之间搬弄是非。孝宗对这位儿媳妇的言行十分不满,曾严厉训斥她说:"你应该学学太上皇后(指高宗皇后吴氏)的后妃之德,莫再插手太子事务,否则就把你废掉。"于是李凤娘对孝宗就怀恨在心,表面收敛,内心却极其不服。当光宗赵惇继位后,她更是有恃无恐,不仅干预起内外朝政,甚至还极力阻挠光宗与父亲太上皇平日的会面。特别是这些年来,她已掐住了光宗的软肋,让光宗成了个惧内的角色。只是这些,现在病床上的孝宗还不完全知道而已。

"哎——"想起近段时间来自己生病的情况,孝宗长长地叹了口气。不行,他又有了闹肚子的感觉,立马示意要如厕,不过实际上仅仅只是个感觉而已,已排泄不出什么东西,他已快接近虚脱了。

此时,身边的宦官觉得必须尽快采取措施,否则真的要延误病情了。"出宫找吧,试试看,可能还多点机会。"有人提议。找什么?找民间郎中呗。

话说在南距皇宫不足一里,北近太庙区区数十丈的一条巷子里,一个店铺门口,飘扬着一面小旗,上面书了一个"药"字。很明显,这是一家药号。小巷就在御街边上,是个做生意的好档口,而沿小巷往西不到百丈,尽头便是郁郁葱葱的吴山了。

那天,有两个穿官服的人来到了铺子门口,于是,一个四十多岁的中年男子迎了上去。他姓严,地道临安人,在此开药号也有些年头了,自己便是个郎中,在内科尤其是胃肠方面有一手,施药前,每每他都要亲手把脉才会放心。用他自己的话来说,"我姓严,看病听诊就要严"。他招呼道:"客官,有啥需要?"

武
林
本
草

H A N G

Z H O U

再说那重华殿的人分几路满城物色可以为孝宗治病的民间郎中，这可不是个轻松的活儿，因为合不合适不清楚，但一出问题可就是大事儿。这一路算是运气好，出宫不远就发现了个目标，可谓是得来全不费工夫。

郎中倒也不急，既然病人没来而遣朝廷官员先来，那一定是个大官，他揣摩着，先让来人叙述下患者病情。来人呢也暂不能透露病人是谁，只是简单地介绍了病起的源头状况，说是有可能螃蟹吃得稍稍多了点，拉了肚子，上吐下泻。

"有可能得了痢疾，你们赶紧带我前去把把脉吧。"郎中说道。

当他入得宫内，见到了龙床上的孝宗，虽说有着二十多年的行医施药经验，但看到连御医都无招的这个"特殊病人"，他的心里还是泛起了一阵紧张。

同样紧张的还有跟前的宦官，每个人的心里都仿佛有十五个水桶在打水，七上八下的，但每个人也在默默地祈福。

严郎中出了个方子，当他真的出手了，心中还是有几分自信与把握的。

接连三天，他都来重华殿探视。应该说下的药还是对上了症，便思忖着孝宗病始阶段御医迟迟治不好的原因：可能是不敢施以重药，所以凭经验下了个重方。这不，药服下后次日便彻底止住了泻，现在至少说话已有了些气力，身边人的神情多少也有点放松。

数日后，孝宗已可下床，身体基本康复，就吩咐再招那个为他治病的郎中进宫，并决定嘉奖一番。

那天，当严郎中又一次到了重华殿，有种受宠若惊的感觉，因为他获得了一份沉甸甸的奖品——一副黄金打造的杵臼。这杵臼是何物？杵臼是用来捣药物或粮食的工具，而这金杵臼显然不是作此用的普通工具，它不仅值钱，而且还是荣耀的象征，是常人不敢奢想的重礼。同时，他还获得了一个官封，谓"防御使"，虽是个虚职，属于寄禄官，但如此一来，他摇身一变，立马从一个平头百姓变成了朝廷命官。这下真可谓名利双收了。

从此，小巷里那面飘扬的"药"旗换大了，上面也多了六个字，"金杵臼，严防御"。街坊一提起，往往会说"严官家的"。再到后来，杭城的老百姓把这条小巷干脆唤作了"严官巷"，这一叫，居然叫了八百多年，直至今天。

有道御医金刚中，仁者之术惠民众

从前，在杭州的东河上，有座太平桥。从太平桥起往东，到现在的建国北路这一段，叫作"金郎中巷"，1993年造双牛大厦时，这条起于南宋的小巷，终于"寿终正寝"了。不过作为曾经在这条巷子里走过不少趟的老杭州人，说到中医药文化，笔者想再作番回忆、作番挖掘、作番记录，以免那些璀璨的人文慢慢地淡化，逐渐地消失殆尽。

南宋庆元年间，有一天，在东河上，一条官船慢慢靠上了太平桥旁边的河埠头。这边岸上，有一排杏树。"没错，就是这里。"随着话音，有两个穿着官服的与五六个穿衙役服装的人离船上岸，沿着那条巷子，向东行去。其中有几个穿衙服的手中，还拿着锣鼓、唢呐等乐器。

那两个着官服的又是何许人也？原来他俩来自朝廷翰林医官院（当时的国家卫生管理部门，相当于现在的卫健委），来头不小啊。

行至不到百丈，起起落落的屋宅间，又出现了十几棵杏树，就在这小杏林旁，有间面积不大的二层瓦房。瓦房具有较典型的江南风格，青瓦，二楼木板、木梁，一层泥墙，粉刷着白石灰，门口挂着一面旗，上书"金氏安济坊"。

于是，这一行人中，立马传出了一阵欢快的音乐节奏，"咚咚，锵——咚咚，锵——"的锣鼓声，吸引了街坊、路人。"是去金郎中家的哎。"大伙的眼光都聚焦到了那面旗子下。

听到锣鼓鸣、唢呐响，从门里出来一男子，面目清秀，抱拳相迎。音乐声停，其中一位官员宣读了一纸诏文，文中称：民间郎中金刚中，因医技高超，从即日起，被聘为朝廷御医。

这下热闹了，家门附近出了个大人物，大伙儿都觉得自己脸上也添了不少光彩。其实，老街坊对这位金郎中还是很熟悉的，毕竟他家好几代都在此居住，据说从他爷爷开始就在这里行医了，而且医术高明，患者有求时，常常能手到病除。

不管是不是手到病除，有一点应该是明确的，他家的医技、医风传承下来，已得到了大家的好评。这里究竟藏着一个什么样的故事呢？我们就从屋旁的那些杏树说起。

原来，他的爷爷在高宗时便落脚到了东河边上，他

爷爷好助人，以三国时期东吴人董奉为榜样，对穷困者
一律看病不收钱，但对自愿在他家宅子周围种一棵杏树
以示谢意的举措倒也表示欢迎。这样一来，不久之后，
那房子边上便已种满杏树，于是后来的感恩者，就把杏
树种在了离他家不远的东河岸边，到了现在金刚中这辈，
岸边的杏树也逐渐看似一个小树林了，俨然成了河边一
道亮丽的风景。

同爷爷一样，金刚中父亲与金刚中把这美德、家风
都继承了下来。金刚中认为：医者乃仁者之术，要是钻
到钱眼里去了，那就如同自戴枷锁，自缚手脚，又怎能
成为救死扶伤的良医？

因此，他家逐渐变成这一带的地标，很多人打这儿
来问路，住这周边的人往往会说：在金郎中家前面二十
丈，等等。

不过想想也是，一个普通的民间郎中，没两把刷子，
这朝廷、这宫里怎会对他青眼相加？

但另一方面，也确实反映出自宋以来，朝廷乃至天
子对医药已越来越重视，这也为中国医药事业在此阶段
的快速发展创造了条件。

南宋时期，在都城临安（今杭州），除了有着像金
郎中那样的民间医人，经营着养病坊、安济院、养济院
之类的医馆及各字号药铺，朝廷也开办了如卖药的"医
药惠民局"、制药的"医药和济局"这样的医药局，类
似于现在的国营单位。都城百姓的基本医疗条件明显就
要好过其他地方，且民众对金郎中家那样好施行善，医
技又很高超的医馆就更为称赞了。

而对此好事，金刚中却感到心里有些矛盾，他在想：若是做了御医，这当然是好，既可光宗耀祖，又能轻松地拿着朝廷俸禄，可我家金氏治病早已名声在外，很多百姓冲着祖上至今几代所积的声望远道而来，若现在一去上任，那想找我看病的人怎么办？况且父亲年事已高，独自能顶起这个堂馆的时日，也不会太多。好事来了，他反而有点拿不定主意了。

金郎中想了想，向翰林医官院的官员真实地说出了自己的顾虑。官员听了，更觉此人才难得，除了医技不说，单是这医德医风就应该予以褒赏。于是两个医官商量了下，也没有其他的办法，觉得还是让金刚中先入得宫里，反正好在宫中与他家的距离也就是五六里路，到时多给他许几个假，也可帮着回来料理，真到了顾不过来时，再辞去御医之职也不迟。这也算是开先例了。来宣诏的官员竟帮他出谋划策，看来惜才爱才当是真的。金刚中听了，心里感恩，也不再多想。好在父亲懂得养生，身子骨还算硬朗，只得让老父再多操心了。

而此刻金刚中的父亲，内心也是十分喜悦，因为这么一来，作为医药世家，儿子的身份不一样了，御医毕竟代表当时最高的医学水平，这金家啊，也算是到达了事业的巅峰状态，所以满心欢喜。

而后面的情况也再三显示，自从金刚中成了御医，他们这边更是门庭若市。想想看，一个出了御医的传世之家，他家的水平可能低吗？慢慢地，他家前面的这条巷子被叫成了"金郎中巷"，直至二十世纪末，这巷子一直都没改过名字。

他们金家，除了金刚中，还有一个曾在这"金郎中巷"生活过的后裔，也以医为术，同样为这条小巷子增光添彩。

据传，他叫金鎏珂，字润寰，自小聪慧，按照父母意愿，也开始习医。有史料记载：他读书万卷，皆取书中精华，极难的险症，也能从容处之；若病人是鳏寡孤独者，不但不收他们的诊疗费，还有贻赠，曾救活杭城内外不下千人，还曾著有《明医医鉴》《外科精微》《体仁编》《儿科慈幼录》等。

至于这巷子，还有像厉鹗、吴震中等名人曾经也在此居住过，因与中医药无甚关系，在本节便不提及了。

就上述两个金郎中，他们的"仁者之术"功德，他们的成就与贡献，这么多年来，也确实让"金郎中巷"在杭州享有美誉，只不过那巷子随着杭州的城市建设需要，现已烟消云散，眼下想来，不免还是有那么些惋惜。

小巷因他而改名，钱塘医派开山祖

旧时杭州城内有条小巷挺有意思，它与中医药文化方面十分有缘。小巷子原来名为菖蒲巷，后来改称张卿子巷。这里的菖蒲，指的是石菖蒲，是一味中药；而张卿子，指的是一位在此行医、名噪杭城的郎中。于是，一药一医之名，陪伴了小巷几百年，同样，也让小巷为杭州留下了一份文化遗产。

为什么如此说呢？因为明末清初，"外郡人称武林（即杭州）为医薮"，"读岐黄之学者咸归之"。医药在杭州得到空前的发展，这与南宋时期杭州作为京都的地位，以及朝廷比较重视医药卫生发展，是紧密相关的。

而那个张卿子就是杭州历史上最有名的医学流

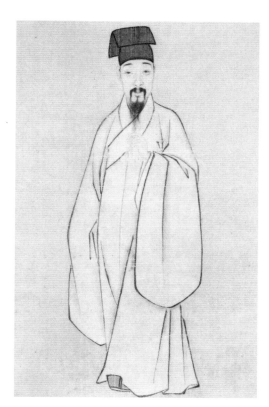

〔明〕张卿子像

派——"钱塘医派"的开山鼻祖。于是，我们的故事就从他的身上讲起。

张卿子（1589—1668，名遂辰，号相期）当郎中，与别人不同的有两处，一是因病习医，二谓自学成才。他靠着自己的聪慧和勤奋，终成医学大家。

张卿子年幼时，跟着父母从江西来到钱塘（今杭州）定居，按现在说法，一家子都成了"新杭州人"。

来杭州，对张卿子的父亲而言，可谓是思前想后许久才作出的决定。因为在古代，背井离乡总有着一种无奈，张家前往杭州，是希望杭州有郎中能治好张卿子的病。

其实自三四岁起，张卿子就得了一种怪病，他面黄肌瘦，眼神无光，完全缺少了孩童应有的活力。要说营养不够，不像，毕竟家中虽不算殷实，但温饱还是不成问题；要说遗传，家中似也没有明显残疾、重病的人。他们找遍了当地的郎中看病，可情况就是没有改善。好在张卿子小的时候很乖，他天性聪明，尤其喜欢看书，小小年纪便开始读书识字了，就这样，他的幼年被史料上描述为"少羸弱，医不获治"。于是当他父亲得知武林为医薮一说，便干脆举家迁徙来到了东南形胜、自古繁华的钱塘。

到了钱塘，刚刚落下脚，他们便匆匆地开始找郎中，问诊看病了。可是，找了几个郎中，仍然说不出个所以然。但在施药以后，张卿子的脸色与先前相比，居然好了一些。不管怎样，一家子都认为这钱塘算是来对了。

一天，张卿子忽然对父亲说："父亲，我们别去看郎中了，他们说来说去，老是那么几句话，你还是帮我找几本医书来读读吧。"父亲看着他，突然发现儿子长大了，何况近来病情多少有了一点缓解，自己心里仿佛也轻松了些，便点了点头，又抚摸了下儿子的脑袋："怎么，想学医了？"

"嗯。"话虽不多，但从那一刻起，年少的张卿子暗暗地给自己定了个目标：他要习医，他要从医。

张卿子读书很有灵性，记性不错，看书可谓一目十行、过目不忘，没两年，竟把诸如《黄帝内经·素问》、张仲景的《伤寒杂病论》和《金匮要略》、孙思邈的《千金方》、葛洪的《肘后备急方》、陶弘景的《本草经集注》、宋慈的《洗冤集录》等都看了个遍，如遇看不懂的，他就会再多看两遍，还搞不明白，甚至会独自去先前曾给自己看过病的老郎中那儿求答案。当然，老郎中看到这个孩子如此勤奋，也乐于指导，因此他的进步很快。

俗话说，"久病成良医"。张卿子干脆对照着书本，研究起自己的病症来了。他给自己开了处方，然后去药铺抓药并摸索着服用，其结果令他父母都生奇，这一下，竟把自己这好多老郎中都搞不定的病治好了，而此时，他才是个十几岁的少年。

刚二十出头，张卿子便开始真正踏上了行医路，并靠全家之力办起了一间小医坊。由此，一个靠自学成才的青年郎中，出现在了杭州这个"医薮"之地，随着其年龄的增大、经验的增长，他逐渐名扬杭城内外。

如此一来，找他治病的患者，不仅有城里的百姓，还有城外郊区及邻县的居民。

杭州城外的塘栖小镇上，有个妇女得伤寒已有半个多月了，发高烧且不出汗，其他郎中要以"锦纹大黄泻下"方式来治疗，患者十分恐惧，便闻名而来找张卿子诊脉。张卿子给她把了脉，然后还仔细地对她解释说："一般情况如果脉搏较强，舌头发黑而有光泽，此时用锦纹大黄比较合适。而你呢，舌苔发黑且湿润，不涸渴，得用附子证。出不了汗，是因为气虚弱，必须用参芪添助才行。"一帖药下去，妇人马上汗出烧退，自然十分感激。此后经常逢人便谈及，并夸奖一番，成了张卿子的铁杆粉丝。

还有记载称，月塘（当时杭州郊区的一个地名）沈文学咯血，张卿子给开了一方，并对陪同而来的朋友说："当小愈。再发，则不可治。"意思是应当慢慢会治愈的。如再发作，那就治不好了。那个朋友很惊奇，问其何故，他回答道："三日咯血，遂临床蓐。不独心肺伤，五脏

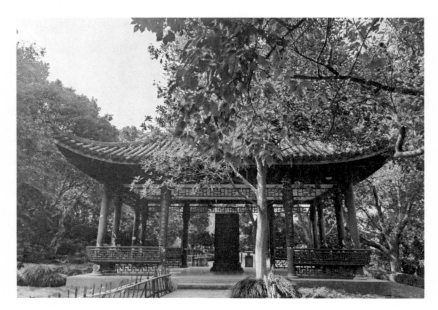

侣山堂遗址

也俱损。稍得延时日，是年壮力胜之故。"即咯血三天，人肯定要倒在床上了。这不是单一伤了心肺，其实他的五脏六腑都已受损。如还能再拖几天不死，只不过凭着他原来还年富力强而已。

后来，随着找张卿子看病的人越来越多，原来的坊铺面积已明显不够用了，便将医馆移址到城东的菖蒲巷。在那里，他不仅为人看病，还为后人留下了不少医学著作，如《伤寒论注》七卷、《经验良方》若干卷、《张卿子妙方》、《张卿子外科秘方》等。

明亡后，他情绪受到影响，渐趋忧郁，除了行医看病，不太愿意主动与人交流。然而，当有些杏林同道慕名前来菖蒲巷求教，他仍然热情接待，详细作答，帮助了很多晚辈医者。在他的弟子中，如张志聪（字隐庵）、张文启（字开之）、张锡驹（字令韶）、沈晋垣（字亮辰）、萧明俊等较为有名。他与张志聪、张锡驹号称"钱塘三张"，而那些弟子，正是明末清初起活动在吴山脚下粮道山侣山堂的"钱塘医派"的中流骨干。

现在侣山堂纪念碑上的"丹灶烟浮仁术久传金匮秘；青囊春暖惠风常驻侣山堂"楹联所反映的"钱塘医派"之"医家家风"，不少内容便来自张卿子。

渐渐地，去找他寻医问药、求学求教的人多了，菖蒲巷的原巷名反而叫得少了，于是，百姓顺其自然，干脆把巷子改叫成了"张卿子巷"。

第六章

河中两桥，让中河与中医结了缘

有人说，杭州的中河是因为河上发生过许多中医的故事，所以才叫中河，这当然只是戏说而已。但中河上面有几座桥名，是因相关的中医故事而来，这倒是真的。也正是这些故事，给了中河一点传奇色彩，给了人们一点美好遐想，给了历史一点记忆刻篆。

那我们就一起来翻动发黄的日历，去拾掇其中的几片花絮吧。

稔接骨桥，接上了贤医的骨气、底气

宋绍兴元年（1131），有一个消息传到了汴京（今河南开封）：宋高宗赵构经四年南逃迁徙，终于落脚临安（今杭州）。而此时的汴京城，自靖康之耻以来，已消失了昔日的繁华，显得死气沉沉。

一天，在汴京城东南隅一小平房里，幽暗的油灯下，有几个身影随着飘曳的灯火时而晃动着，一户稔姓的人家好像正在讨论着什么大事。

这户人家中的父亲叫稔留成，年纪刚过半百，但皱纹已爬满了他的额头。此时他的眉头紧锁，想当初在东京府（即汴京）开了家专治金疮骨损的医号，由于有祖传良方，医技高超，为人和善，故生意红火。不曾想到靖康年间，金军再次发兵，占领了东京，掳走了徽、钦两帝及公主嫔妃、宗室皇亲、朝臣贵卿乃至艺人工匠等数万人。为了躲避金军的征用抓丁，他不得不关闭店铺，带妻儿逃离繁华闹市，却又出不了城区，其中还经历了一场痛苦的劫难，最后只能靠朋友帮助，在这偏僻之处暂为安身。如此一来，一晃已过去了四个春秋。

儿子嵇清，靖康之耻那年还是个翩翩少年，现在身高早已超过了父亲，成为英俊小伙子了。然而，他与父亲一样，忘不了四年前噩梦般的一幕。

他从小跟父亲习医，同样专注刀枪创伤、跌打骨损、脓疮筋挫。由于勤奋加聪颖，他学得也很快，不满十五岁，在父亲指点下，已会帮人疗伤治痛。

靖康二年的那一天，金兵在汴京城的街巷已随处可见。听闻金军开始在汴京城搜抓年轻或有姿色的女性及工匠、医生等具有一技之长的男子，嵇留成心想大事不妙，顾不得收拾更多的随身物品，仅仅打包了家中为数不多的一点细软，就让妻子胡乱往脸上抹了一把锅灰，叫上儿子跟着赶紧转移。刚出门数百步，便见前面不远处有一小队金兵正拦着几个街坊百姓似在盘问。

"糟糕，他们如知道我是骨伤科郎中，必定抓走无疑，这可是军中最需要的啊。"时间已不允许他多想，他凭借着骨科大夫的经验，忍了忍痛，左手一用力，随着"啊"的一声，竟然让自己的右臂肘关节脱了臼，手臂耷拉了下来。此时，金兵已到跟前。

"干什么去？"一个小头目的询问让他们毛骨悚然，"知道这儿有个骨科郎中吗？"

"好家伙，居然还真的有冲着我一介小民而来的。"嵇留成心里暗暗思忖道。急中生智，他立马说："听说过，但人不认识，我们也刚去找过他，想让他给我看看，不过没找着，门关了。"他一边说，一边举了举那耷拉的、可反向晃动的、一看就与常人不同的伤手。

小头目一看，心想："此人肯定不是我们要找的，他连自己的手伤了还都搞不定。"心里也没打个转，手一挥，说："走吧。"就放行了。

虽说是有惊无险，但四年来一家人想到此景都会再出一身冷汗。别说要被抓去，即使被请去为金人服务，嵇留成觉得那也不能干啊。

于是这些年，嵇留成再也不敢开业营生了。还好，后来父子曾潜回曾经家店合一的住所，虽然其他值钱的东西已被悉数掠空，但还是找到了一些医书供嵇清研读……

现在，微弱的灯光下，嵇清思考再三，对父亲说："父亲，我们不能再这样熬下去了，要不，我们去临安。"

"对，我们去临安吧。"灯头火焰闪烁，墙上又一个身影晃了晃，原来一直待在边上的母亲听到儿子的想法，动了下身，立马表示赞同。

"是啊，熬着也不是办法，再下去，不但我们的医术发挥不了作用，连温饱问题也解决不了了。既然如此，不如早点动身。"嵇留成掂量着这些天传来的大宋建都临安的信息，又听了儿子、妻子的意见，便作出了决定。

于是，几天后，嵇留成告别了尚有联系的亲友，携着妻儿离开了生于斯、长于斯的汴京，奔向令他们憧憬却又陌生的地方，一路向东南而行。

东南形胜，钱塘自古繁华，指的就是临安。面对似曾熟悉的京城喧嚣，嵇留成一家百味杂陈，百感交集。

他们终于到了临安，开始了新的生活，但此时这个家庭的主角，也正在悄悄地发生着变化。

嵇留成从年龄上来说，其实并不算太大，但这些年的经历，几乎销蚀了他的容颜，也影响了他的才能发挥。他知道，在医药业务上，儿子的能力已追上来了，甚至超过了自己。这也是他十分愿意看到的，这就叫青出于蓝而胜于蓝。他已打算好了，找个合适的位置，马上把店开起来。但这次，自己只是做个配角，他要把儿子推向生意的第一线。

因为来自东京这个大宋的前都城，他们更容易与皇城周围的臣民交流，有人甚至为了多听些前都城的情况，主动与他们攀谈。在临安，嵇家父子作为高宗的同乡，多少也沾了点便利。很快，一面写有"嵇氏接骨"医号的旗子，出现在皇城根儿的中河边上。坐堂的，是小嵇与老嵇这么个父子档。

店堂因与皇宫不远，所以也有宫内人员前来就诊治疗。据《两浙名贤录》记载："宫中有患折肱者，他医莫措，清为整治，完好如昔。"意思是，皇宫中有遇到骨折或伤筋、动骨的人，其他医生搞不定，就由嵇清来帮忙治疗，并达到完好如初的效果。由此看来，嵇清的医技也真是不错。

光阴仿佛白驹过隙。在临安，一晃居然三十几年过去了。皇宫里，已由孝宗赵昚取代了高宗赵构；"嵇氏接骨"店堂里，原来的小嵇成了老嵇，而原来的老嵇已不见了身影。

在宋高宗在位的三十五年间，除了开头几年的逃难折腾，等到了行在（即都城）临安后，凭借江南水乡肥沃的土地、勤劳的人民、合理的休养生息政策，加之后来与北方金国关系的逐渐稳定，南宋朝廷的经济逐步得到修复与提升。特别是在临安，城市日趋繁华，曾经在汴京出现过的《清明上河图》中的壮观也慢慢恢复上演。到了宋孝宗赵昚登基后，更是走向相对政治清明、社会稳定、经济繁荣、文化昌盛的历史兴盛阶段，后被称作"乾淳之治"。

与此同时，宋孝宗因有骑马、射箭的爱好，所以这两项运动也成为平时宫廷里常有的活动方式。

时间很快到了乾道年间。一天上午，嵇清按往常一样打开了店铺门，开始营业。来临安这么多年了，他也早已爱上了这里的生活、这里的山水与这里的人。他觉得那天晚上油灯下自己的建议实在太正确了，否则，现在还不知道是什么样的情形。

突然，好几个穿着朝廷官服的人来到店门口，其中一人上前，还彬彬有礼地朝他鞠了一躬。嵇清好生诧异：这阵势究竟为哪般？虽说这些年来为不少宫内的人治过病，可像今天如此客套的却还是第一次。

来人也不多说，只提奉命请他进宫一趟。嵇清也不多想，救死扶伤是他的天职。只是他观察了这排场，凭直觉，他要服务的对象，是个超级大人物，搞不好就是皇帝。

他的直觉是对的。三天前，孝宗出宫骑马，可不知怎的，居然从马背上摔了下来，这下可把随从人员吓个半死，好在孝宗仁爱，谁也没怪，就是摔伤了手。回宫后让御医看了，却也一时无法治愈。伤了骨头，痛是肯定的，也可能御医听到孝宗痛得呻吟，心中没底，不敢施行手术，毕竟这是一个硬活。这样过了几天，宫内实在无招了，有人想起了皇城外的嵇清。

嵇清一行入得宫内，虽是请来的，但照例还是需对他略有盘问，御医顺便也与其一起讨论了治疗方案。

外行的人看似简单，不知道嵇清怎么一弄，孝宗的呻吟声马上轻了下去。他又从随身带来的包裹中，取了点膏药涂抹在孝宗的患处，又拿出一包药粉让孝宗和了温水吞服下去，道："官家，三天后我来换药，不消十日，基本就会好，请放心。"

旁边的几个御医面带疑惑：常言道伤筋动骨一百天，他这不是夸海口了吗？不过想想自己也无招，有人来扛了这问题不是更好？即使出了问题，这板子也打不到自己呀。

确实也奇，等第三次换了药，孝宗伤处的痛感几乎消失了，行动也有所恢复了，他十分高兴，亲自吩咐要重赏嵇清。

那一天，连街坊邻居都感到十分光荣。为什么？因为又来了一队宫里的人，有官员，有乐师，还有挑夫。

那挑夫的担子里，除了罗锦等物，还有赏银。等到了挂着"嵇氏接骨"旗号的店铺前，队中的几个乐师"叽哩叭啦"地吹奏开了，好生热闹。

嵇清愣住了，但马上反应过来，迎上前去。当他听完封赏的诏语，便向几个穿官服的人拱了下手，说道："谢皇恩，但小民有一诉求，想请几位带给官家，不知当讲不当讲？"

几个人都不知道他葫芦里面卖的什么药，只能许他先说了。

"你们看，我呢，也不缺钱两不缺衣，所以这封赏可不可以不接了？只是这些年来，这里与对面的街巷民宅隔河相望，河虽不宽，但往来要绕一大圈，不太方便。你们能否把赏我的银两用来造座小桥，不够的话请朝廷

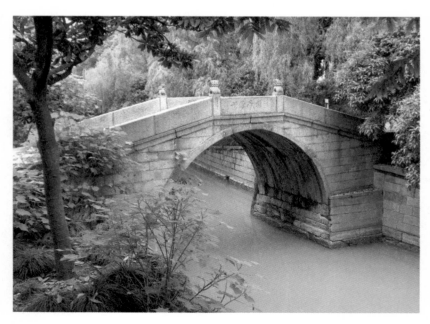

嵇接骨桥

官府再出些资，或我们百姓也凑点，我来带个头。怎么样？"

几个官员相互看了看，其中一个开口道："这是好事，可我们无权决定，要么我们先回去禀报了再行答复。"

由于此事与皇帝相关，所以来人一刻也不敢怠慢，马上回去奏请孝宗。孝宗听后，深感嵇清为人不错，指示立马造桥。

不久，一座石桥横卧中河之上，从此百姓东西往来便捷了不少。大家为了感谢嵇清，就将此桥称作"嵇接骨桥"，这一称呼，也就一直延续到了今天。

望仙桥畔，望见了杭医的硬气、豪气

在杭州，你可能有时会听到一个称呼，叫"杭铁头"，形容的是杭州人的那种硬气。古时候，中河上的一座桥边，也出了个"杭铁头"式的郎中，并因为他，那座桥后来改了名字，被唤作了"望仙桥"。

故事发生在南宋淳祐年间。当时临安城内流传着这么一首打油诗：

日光下面有阴暗，知县枉法心贪婪。
一心谋害赛华佗，哪知报应立马来。

淳祐是宋理宗赵昀的第五个年号，诗上的"日光"其实影指皇帝赵昀，诗所讲述的就是下面这个故事。

一天，鼓楼附近中河上的一座桥旁，传来一阵嘈杂声，有数十个人把几个身着衙门服饰的人里三层外三层

地围上了，七嘴八舌地朝他们质问着："你们不能把他抓走！""他犯什么罪了？""你们还讲不讲道理？"而几个当差的人中间，又围着一个腿有残疾的中年男子，只见他的一只手臂上已被缠上了两道绳索，而一个差人正在往他的另一只手臂系绳子。

虽然残疾人自己也不挣扎，但可以看出，周围人群对差人的行为非常不满，以至带有强烈愤怒的情绪。而这一幕又是怎么发生的呢？

两年前，就在这座桥头，出现了一把大雨伞。从那时起，无论刮风下雨，基本上这把伞总是在那里遮风挡雨。伞下摆着一架木轮小推车，这车设计得很巧妙，它的车身是个小木箱，放着些药膏类的东西，两根木推手下面还装着两只脚，推手中间横着一块木板，与前面两轮子构成了张稳稳的凳子。凳子上正坐着那位天天在伞下的主角，一个瘸了一条腿的男子。

这名男子姓"单（音 shàn）"，家住望江门外，年轻时曾从军参加过抗金战事，在一次战斗中，他负了伤，虽性命还在，但从此落下残疾，变成了现在杭州话所说的跷拐儿（瘸腿）。不过还算幸运，在治伤的过程中，他从随军郎中那儿，学会了治疗疗疮等医术，也获得了那治疮秘方。

回到家乡临安后，由于伤残，干其他活不方便，他曾想利用这个特长开个医号药铺，不过又没有本钱，只能偶尔为有需求的乡邻看下病。

一次，他路过鼓楼，看到这座桥旁人来人往，熙熙攘攘，就决定在这设个摊，专治脓疮。

于是，这里的桥头就多了把伞，多了辆车，多了个人。每天，他推着还能给他当拐杖的小推车，一早就出发，两年来毫不随意中断，坚持出摊，渐渐地，路过的人也更多地关注起他来。

他给人看病有个原则：你想给他多少报酬他都不会讨价还价，对经济上有困难的就医者他还分文不取。百姓知道后纷纷称赞。当然刚开始时大家还是半信半疑的，直到一天，有一位全身长了好多疗疮且已化脓的人经过这里，上前打探，情况才开始了变化。

原来这位患者生疮已有好几个年头了，也看过很多郎中，但久治不愈。不但没能医好，钱也花光了，连吃饭都有困难，只能咬咬牙，忍着痛苦，艰难地生活着。他以试试看的心态问了下，并述说了自己的困境，希望能得到帮助。哪知自己马上获得了几张膏药，听这瘸腿郎中说："回家贴在患处，很快会好。"

他喜出望外，连连问："先生贵姓？"

"免贵姓单。"就这样，患者鞠了个躬，小心收好膏药，便离去了。

没多久，鼓楼的中河桥头边有个神医赛华佗的消息像长了脚一样很快传开了。原来那人回家贴上膏药后，竟然把多年的顽疾都治好了，他是逢人便夸，由于他只知一个姓，还是读音，所以他干脆把郎中的名字说成了赛华佗。这样，一传十，十传百，很多百姓都知道了。于是，那顶大伞下的人也越来越多了。

临安城内还有几家看此类病的医号药铺，这些医号药铺的老板们也知道了这事，不过他们可不高兴了，因为这位赛华佗抢了他们的饭碗。有一天，他们聚在一家孙姓老板的店里，商量对策。

"我们各出点银两，雇几个人打他一顿，把他赶走吧。"有人说。

"这样不可，万一出了事，官府衙门查起来要吃官司的。"有人反对这么做。

"干脆一不做二不休，我们把钱直接给了衙门里的官，让他帮我们搞定了，抓也好赶也好，只要让这赛华佗从我们视野里消失了，大家不就安心了。""这主意不错，听说现在的知县本来就很贪，只要给他好处，他一定会干。"他们七嘴八舌地把方案定了下来。

于是，前面桥头上抓人的那出戏便上演了。毫无疑问，知县的贿银收到了，而且还不少。

此时的赛华佗心想，胳膊拧不过大腿，同时他也不想给大家添麻烦，便对围着的百姓说："谢谢各位，虽然我腿脚不好，但我坐得正，立得直，可能得罪了某些人，但这些人只会做桌子底下上不了台面的事。今天我也不怕，就要看看他们想干什么。"便一瘸一瘸地跟差人离去，孰料这一去是凶多吉少。

他拖着残腿，被衙役扯着拖进了钱塘县的衙门大堂，受了贿的县太爷立马升堂开审。

这知县也在思忖：草民吓唬一下，或打些板子就老实了，反正把他赶出临安城就完事啦，这银锭嘛，收得还算轻松。

"啪"的一声，他故意把惊堂木拍得很响："刁民，见了本官为何不下跪？"

"我是个跷拐儿，膝盖骨特别硬，你叫我怎么跪？我是从来不下跪的。"赛华佗答道。

"放肆，那你叫什么名字？"知县又问。

"我姓单，名……"可还没等赛华佗说完，知县自作聪明地又接了上去："赛华佗，省省吧，还赛华佗呢，你怎么不把自己的瘸腿治治好？"知县想趁机羞辱下他。

哪知赛华佗十分镇静地回了他："你说的名字是老百姓给我的外号，你喜欢叫什么就尽管叫。不过你问我为什么治不好自己的腿，那我也问问你：造屋的人为什么常常自己住茅草棚？养蚕织绸的为什么常常自己穿破衣？种地打粮的为什么常常自己还要饿肚子？就是连本应管治坏人的官员自己，却为什么常常做坏事？"

知县做贼心虚，特别是最后那句话他马上对号入座了，这分明是在说他嘛。这还了得？知县有一种衣服被人剥了个精光的感觉。这堂是审不下去了："拖下去，把他关起来，看他还嘴硬不。"而此时，他开始感到自己背后痒了起来，痒的部位恰好是自己的手够不着的位置，他不由自主地扭动起了身体。

赛华佗被套上了铁链子，打入了重囚的监号，就因为他让知县不舒坦了，这还有理可讲？还有法可依吗？他知道，其实到了这里，一切只有听命了。

而这天晚上，一个神奇的情况让知县从痛苦到恐惧，就是他背上的痒处高了起来，里面似有只甲虫在爬，而且越来越痛，马上形成了个疔疮。半夜里，他实在熬不下去了，心想：咋办呢？难道报应如此快就来了？他连夜差人叫来了师爷给自己出主意。

师爷看到知县的痛苦状，心中也有几分不安，那昧了良心的事，虽不是自己干的，但也逃脱不了关系，他想到了一个主意："老爷，那个赛华佗不是治疮高手嘛，我们让他来看，医好了，留他小命一条，医不好嘛……"突然他发现自己失言了，赶紧打住了话头。

知县一听，又一个念头出现了：对啊，我先让赛华佗来看，再逼他要了那药方。在这个节骨眼上，知县居然还想法多多，一肚子坏水。

第二天一早，知县又提审了赛华佗。

"你马上将本老爷背上的脓疮治好了，可放你一马。"这次，知县倒是直奔主题了。

"看病可以，你得先把我放了。再说，我也没有犯法，你们抓人总要有个理由啊。"

"你不要敬酒不吃吃罚酒，给你一个立功的机会你还讨价还价。"专横跋扈惯了的知县正要大怒，却一想自己的目的还没达到，何况现在疮口正痛着呢，只能口气暂时先缓一点，如在平时，恐怕已让衙役动刑了。

"其实你这脓疮本来不难医，但现在看来病因变喽，别人疔疮发于肤，而你这发于心。我可治不好这种病。"赛华佗丝毫没有给知县看病的想法。

"大、大胆，给我押入死牢！"知县一听，气得连说话都结巴起来，现在，他把自己突起怪病的根源都归到了眼前这个瘸腿郎中身上。

他赶紧让师爷招来了那几家要他处理赛华佗的店铺掌柜，他们不都是治这种病的吗？当务之急是尽快治愈自己的疗疮，他此时内心升腾起一种捞救命稻草的感觉。

可当那几个掌柜知道这一情况，一个个却都不作声了。他们关心的是让知县怎么赶走赛华佗才好，而治疗知县这突发之疮，恐怕非他能力所可及，更重要的是这事还有点玄。其中有掌柜心中还在嘀咕：咱们可是在你身上花了钱的，可别打了水漂哦。看来，这些人也够自私的了，真是物以类聚，人以群分。

就这样，知县在疼痛与恐慌中勉强又挨过一天。很明显，由于身上的疮发展很快，几天下来，他已下不得床了，且平躺也不行，侧卧也不行，因为疮已不是背上那一颗了，而是一发已有十几颗了，从头上到脚背，并都脓水横流，一时间，他的床边已是臭气熏人。

即使这样，知县仍然恶毒之心不思悔改。这天，他对捂着鼻子在一旁的师爷说道："你叫几个人取一点赛华佗的膏药，拿回来给我贴上，至于他，反正也不肯替我治病，就赶紧找个借口，处理掉算了，免得留个口舌，惹出是非。"知县暗自认为：赛华佗太倔强，这死活不低头的架势，不如干脆杀了他，也省得日后生麻烦。

于是，衙门差役押着赛华佗又来到了鼓楼边那熟悉的桥头，他一瘸一瘸的身影又进入了人们的视野，只是这一次，是最后一次了。"如此昏官，在世也是会祸害百姓的，我的膏药不能助纣为虐。"赛华佗心里暗暗在想。他从自己特别的小推车的木箱里取出膏药，趁衙役没有

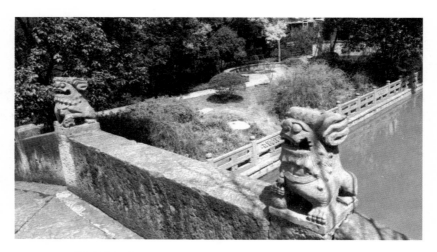

望仙桥柱上的狮子

防备，把它们全都扔进了身旁的中河。等几个差役反应过来，那些膏药在水面已不见踪影，只剩下几串水泡，像给他们打了个招呼。

赛华佗清楚知县是不会放过自己的，他大声朝路人喊道："乡亲们，昏官贪赃枉法，他们不给我们百姓生路，我也不会替他们治病的，省得他们又去祸害别人。永别了！"说时迟，那时快，他用瘸腿使劲一挪、一蹬，在人们"啊"的惊呼声中，就跳下了中河。

而同一天，知县也有了他的报应，一命呜呼了。

后来，有人说那天赛华佗在中河上羽化成仙，他们看到有一缕轻烟朝着吴山方向飘然升空了。这当然只是人们一个美好的愿望与猜想，说说而已。不过杭州人为了弘扬这种刚正不阿、宁死不屈的精神，把中河上的这座桥名，叫成"望仙桥"，说是经常有市民到桥上去张望，期待着赛华佗的出现。这个说法倒是一直流传至今，且桥名也再没有改变。

第七章

食药同源，核桃白果神助朱元璋

朱元璋能够打下江山，开启明朝，除了他本身善于打仗，还得益于采纳了朱升"高筑墙，广积粮，缓称王"的策略，也有提倡"驱逐胡虏，恢复中华，立纲陈纪，救济斯民"的宣传之功。但还有一功，大家可能就想象不到了，那是在杭州昌化大明山屯兵练兵期间，利用当地特产山核桃与白果的药食功效，祛病除疾，果腹充饥，提升了部队将士的体质，增强了军队战斗力，可谓中医所述的药食之功。那这究竟又是怎么一回事？且看下述分解。

小果子成了"大明果"，小核桃派上大用场

元惠宗至正年间的后期，红巾军等多路反抗元朝廷统治的义军，正逐步撬松着元朝统治体系的基石。于是，元军与义军的战争频繁爆发，而那些反元义军之间，也同样出现了不少争斗与战役，天下群雄四起，已无太平可言。

一天，天上下着大雨，在杭州西部、浙皖交界处的昱岭关下，一队人马匆匆从安徽一侧进入了浙江的境内。看得出，这支不足百人的队伍已十分疲惫。在一匹瘦骨

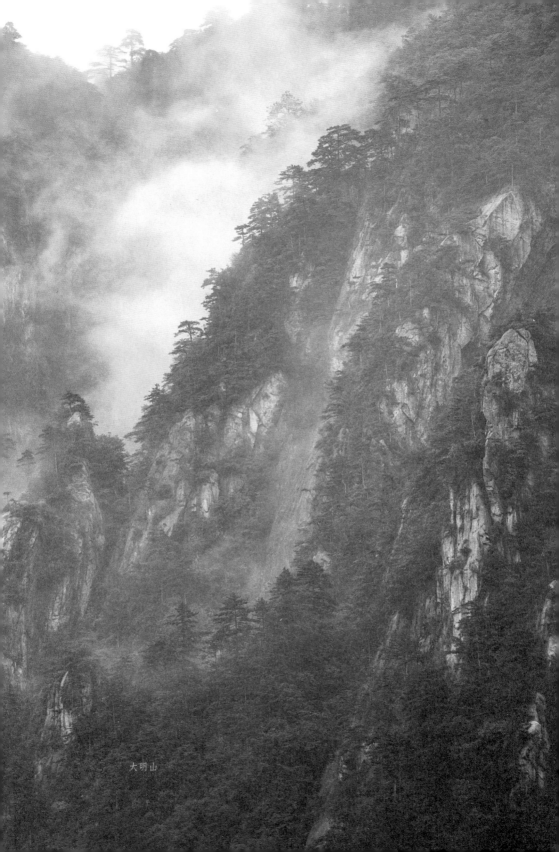

大明山

嶙峋的马背上，坐着的正是后来大明王朝的开国皇帝朱元璋。

他们正经历了一场战斗的失利。俗话说，胜者为王，败者为寇，他们现在的角色，就是那个寇。但只要性命在，一切皆有机会，俗话说得好：留得青山在，不怕没柴烧。倒是眼下有个最大的现实问题让他们窘迫，那便是饥肠辘辘。是的，自打突围以来，十几天里还不曾吃上一口安心饭，睡上一个安稳觉，现在更是连充饥的食物也荡然无存。他们真正体会到了"粮绝"的痛苦。

雨不停地下，道路的泥泞逐渐困住了一众人的手脚，行走已愈来愈难。为了让胯下的马匹轻松一些，朱元璋翻身溜下马背，抹了一把脸上的水珠，接着徒步而行。队中仅有的几匹马，其实背囊里的东西已不多了，士兵牵着它，正紧一步慢一步地机械前行。

不过朱元璋的一番话，给了大伙信心："弟兄们都累了吧，其实现在是我们摆脱追兵、摆脱困境最好的机会。我们累，敌人也累；我们路难走，追兵一样难走。大家看，我们已过了昱岭关，前面是哪里？前面就是繁华富饶的吴越国及南宋都城——杭州。"

说也奇怪，"杭州"两字，就如此有魔力，大伙似乎感到眼前的山，云雾缭绕，眼前天地间，透露着阵阵"仙气"，方才那种令人讨厌的氛围已经消散，身上莫名添注了一股精神与能量。雨中，他们仍在前行。

朱元璋自身也是升腾起一种自信，难怪他在建立大明王朝前，先被称作了"吴王"。当然，这是后话，但也看得出这一丝"天意"，也应该算是一点点暗示吧。

又是雨天，又是山区，天暗得也比平日要早，哪个地方可以歇歇脚呢？其实朱元璋和大家一样迷茫。突然，路上出现一个身披蓑衣、头戴竹笠的男子。

"老乡，这里哪有可以遮风挡雨的地方？我们想去借宿一下。"打头的小头目急忙上前打探。那人的眼神里，分明带着一丝惶恐。老百姓对带刀扛枪的军队总存在着点不安。朱元璋见此情形，赶紧过去作揖道："老乡，我们是反抗元军的起义队伍，刚到此地，人生地不熟的，多有打扰。"

那村夫朝朱元璋看了看，发现此人长相有点怪异，再是虽有马缰在握，人却不骑马上；虽有长剑佩身，却又文质彬彬。"他们究竟是支什么军队？"他心中存疑。见朱元璋作揖行礼，就还了个礼并问道："将军想去何地？此处客栈很少，即使有，也不可能容纳得下你们这一队人马。"

"说的没错，其实我们只需一个可以临时安营的地方。"几句话来回，双方有了几许信任，虽淋在雨中，他俩还是攀谈了几句。朱元璋得知该村夫姓汪，就这儿本地人，还会点医术，经常为这里的乡亲搭个脉，开个药的。今天也是有其他村民求助，去帮人看病，回家时正好碰上了朱元璋一行。

此时，下了一天的雨渐渐停了下来，汪郎中若有所思地指了一下前方道："前面原来有座山庙，不过自庙里老和尚圆寂后，庙也荒废了，要不去看看是否适合扎营？"

"好啊，好啊，过去看下。"原来出过家的朱元璋仿佛对庙有种特别的感觉，立马赞同。

于是，汪郎中与朱元璋并肩而行，边聊边走，一行人跟在后面，倒也很快就到了一座破庙前。只见庙的一角已经坍塌，刚才的雨已让那角落里积了一大摊水。

"今天就在这里安顿了。"朱元璋不假思索地表态，在他看来，这已是不错的了。

紧接着大伙开始动手扎营。这时，不知谁叫了一句："好饿啊！"朱元璋马上也觉得一股饥饿感再度袭来，其实已搞不清这是当天第几拨了。他向汪郎中求助道："真不好意思，村里能搞到点粮食吗？弟兄们已一天多没吃了。"他边说边从一旁的行囊中拿出一锭银子，递了过去。

汪郎中没有去接他的银子，只是说我去找找看，便带上两个比较壮实的士兵，准备回村。

"慢着，你俩先把身上的甲胄卸下，就不要带武器了。"朱元璋想起方才刚碰到汪郎中的一幕，特意叮嘱道。他不愿意去惊动村里更多的人。

在村里，汪郎中家还算是较为殷实的，家里的大米还有一点，但对于这么一大拨人，这无疑是杯水车薪。"把米都带上吧，还能熬上几大锅粥的。"

汪郎中思忖着：再去哪家搞点呢？似乎都不太方便，更何况天也晚了。哎，对了，家里还有两担炒熟的山核桃，前些日子收了果子刚炒的，还来不及拿到杭州城里去卖呢。城里人可爱吃山核桃呢，它不仅能充饥，还可补体力。就是一拿走，这后面的一年里，自家就要过紧日子喽，毕竟这方土地上的大多数人家，都是靠卖山核桃来维持生计的。

两士兵一人挑了一担山核桃随着郎中又回到了庙里。汪郎中放下肩上的那袋大米，又特意嘱咐了山核桃的吃法，便回家去了。朱元璋等一干人十分感激。

第二天一早，朱元璋站在庙外的一块大石头上，举目远眺：这真是好地方啊。只见四周，青山翠绿，小溪潺潺；经过昨天的雨，碧空如洗，天朗气清。此时他体会到一种长久未有的心旷神怡之感。

望着这一切，朱元璋油然萌生了一个计划：就在此处驻扎下来，开始招兵买马，积蓄力量，重整旗鼓，实现反元兴汉的梦想。他需要再了解些情况，当即决定亲自去拜访下昨天遇到的汪郎中。

朱元璋马上叫上昨晚去过村里的那两个士兵，由他们带路找到了郎中的家。"先生，在家吗？"经过昨天的接触，他觉得此人人品不错，热心慷慨，今天尤带敬意地亲自上前敲门。

"吱"的一声，汪郎中打开门："将军早啊，不知昨晚休息如何？"

"挺好、挺好，昨天大伙喝了粥，特别是吃了你那山核桃，晚上睡得不错，今天都感到精神好多了。那山核桃也真是好吃，特别的香。"朱元璋答道，又从袖中掏出昨天郎中没拿的银钱，说，"还是请收下我们的心意，否则我们也内心不安，你这已帮了我们的大忙。"

郎中看他确是诚意，也不再推就。"是的，这山核桃是我们这里的特产，吃了可增强体力，有助睡眠。"同时顺便说起了它的功效来。

"哦，这可好了，小小山果子居然还有如此神奇之功，并非只是垫垫饥而已。"朱元璋随即吩咐随行的人，"趁现在山核桃收摘季节，赶紧收购并屯储一批，既当粮食，又当补药。"接下去，他同汪郎中则越谈越投机。

就此，朱元璋得知了很多关于当地的有用信息，诸如那旁边的高山上有着好几个大草甸，最大的单个就有近千亩，被称"千亩田"，是屯兵训练的好处所……

于是，朱元璋的计划付诸实施。他把眼下的百把号人当作大雪球的核心，开始滚动，逐步积累起他的队伍实力。虽然这几年的事迹，史书上记载不多，可就是这么低调蓄能，才为他后面杀下山去，迅速一统江南，战胜元军，消灭敌对势力，并跨江北伐，直至拿下元京城大都（今北京），奠定了基础。

据说，在这山上的光阴中，朱元璋爱上了啃山核桃，当他坐上龙椅，披上龙袍后，干脆把它叫成了"大明果"。而他的部队将士，平时也常吃点这个养生食品，故体质都有一定的增强。

至于他屯兵练武的这座山，后来也被称为"大明山"了。

数百年后的今天，人们用现代科技手段测试与实验，发现当年那个汪姓郎中说的还真不无道理，并应验了《黄帝内经·素问》中的一个重要论断：空腹食之为食物，患者食之为药物。

所以说，这小小的山核桃，当初帮了朱元璋，也并非空穴来风。

说来也巧，同在这个地方，同样主角还是朱元璋，同样也有关中医所谓药食同源，还发生了另一个故事。

白果村里说"白过"，银杏树下谈"赢信"

话说当初朱元璋屯兵大明山，练兵"千亩田"，蓄势储能，养兵千日。可这"千日"里，却也遇到了不少困难。

有段时间，不知什么原因，军中有多人咳嗽。练武时，那咳嗽声此起彼伏，大大影响了训练进程和效果，甚至对大伙的情绪都产生了一定的消极影响。

有天，朱元璋对军中两个略懂医术权且唤作军医的士兵说："这可要想想办法，长此以往，我们这一干人马，难道要被咳嗽折磨得失去战斗力？"

"有个情况我来报告一下，不知是否有用？"其中的一个"军医"士兵此时接上了话题，略显谨慎地答道。

"赶快讲来听听。"朱元璋忙不迭地让他说下去。

"前些日子下山时，我在山脚看见一大片银杏林，旁边的村里还有一棵特别大的银杏树。我爷爷是个老郎中，他曾告诉过我，银杏仁是可以治咳嗽的，要不我们去搞点银杏果来试一下。这个季节果子也应该成熟了。"

朱元璋看了看这个小年轻，长得倒还机灵，就说道："好啊，那我们不妨尝试一下。这样吧，明天我也一同随你们下山，顺便去探望一下那个汪郎中，他毕竟对这儿熟啊。"

自从听从汪郎中指点上了这座山开始，招兵买马，练武习技，转眼快要一年。现在山上那号称"千亩田"的草甸子，已经种上了庄稼，队伍人数也从刚到这里的百把人发展到了上千人。粮食虽还不能自给自足，但这千号人马也不至于经常挨饿。而原来担心的追兵等情况已基本不用考虑了。

第二天，朱元璋带了十几个人下得山来。果真在山脚发现了那一大片银杏树。好漂亮！只见那叶子仿佛一把把折扇在枝头招摇，树干笔挺梢指长空，有部分树上黄色的小果儿已缀满枝丫，他刹那间心头涌起一波感悟……

入得村去，看看这里不像汪郎中住的那个村，没几户人家，且多为茅草屋，四周围着一道竹篱笆，依着一条小溪而筑，倒也自有一番风情。此时，有棵大银杏树跃然入眼，其躯干硕壮、枝繁叶茂、果实累累，朱元璋不禁叹道："银杏王啊！"

他走近大树，只见树下遍地黄色小果，顺手拾起几颗，若有所思地再望了望稍远处的树林，说了句旁人一时不易懂的话："一树为王，名盛一片。"意思大概是一棵树长大成了树王，使这一带的名气都大了。隐隐约约地似也流露出自己欲成王者的意图。

忽见树后闪出一老翁，白发飘髯，神情自若，手捧簸箕，信手拾掇。簸箕中，已盛放着一些白果儿。可能平时此处本地人稀、外来客少，所以当他一发现这一行陌生人，不免马上面露警觉。

朱元璋见状，主动上前打起了招呼："老人家您好，您是在捡果子吗？我们扎营山上练兵，不知平时有否影响到乡邻？"

老翁一听说是山上的义军，便也放下心来，毕竟对元末时期江南一带的老百姓而言，这元朝实非汉人的天下，反叛元的统治是种本能的反应，就随声答道："是啊，捡点儿放着，既可泡酒，也可下酒，用场大着呢。"

"这叫什么果子？"为了套近乎，朱元璋明知故问。

"白果儿，是这白果树的果实，好东西哎。你们也捡点回去吃吃，每年这个时候，熟了它自己就会掉下来。但千万别忘了，这东西最好不要生吃，去皮后尽量炒熟。"老翁边说边走开了。

于是，那一行十几人便散开捡白果去了。而朱元璋此时好像又想起什么，腿脚如被那银杏树吸住了一般，他干脆一屁股在树下坐了下来。此时，一阵山风拂面而来，又有几颗熟了的白果儿落下，有一颗调皮地打向他的头顶，他似乎有种年少时在皇觉寺被高彬和尚用佛掸子的柄敲了下头的感觉，他的心也像被点悟了……

不一会儿工夫，捡白果的人陆续回到他坐的大树王下。此时，他站了起来，谈论起自己刚才的感受："真的很奇妙，我在白果树下竟悟得了一个做人道理，叫三不白过。即一不白过此时，二不白过此地，三不白过此生。"

见有人一脸迷茫的样子，他兴致勃勃地解释了起来："想做成大事首先要做好现在、眼前的事，浪费此时，就是虚度光阴；同样，从此地此处做起也很重要，其实在哪都一样，关键是靠自己，不要多去埋怨环境的不利，应学会因地制宜；人的一生很短，要让人生过得充实、精彩，就要把握一切机会，要不，这辈子就白过了。"

看来他想通过几颗白果的寓意，传递一些他的人生感悟给大伙。"我们要驱逐胡虏，打下江山，首先要赢得老百姓的信任，这点都做不到，那实现我们的目标就是空想了。大家不觉得现在能够信任我们的人还不是很多吗？今天我们就在这棵大银杏树下，让它为证，下个决心：要想尽办法，去赢得信任。"

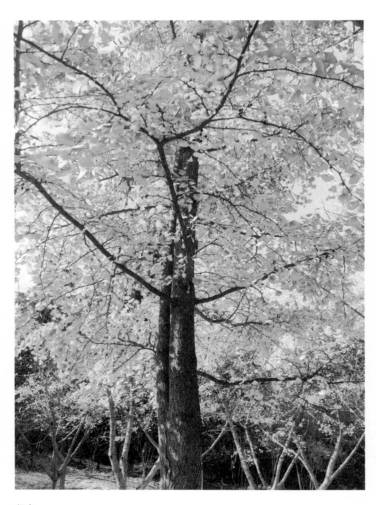

银杏

倒也别说，至少这个决心，后来还真的影响了他许多的处事方法。如他采纳了谋士朱升的建议，在实施"广积粮"的策略时，明确下令禁酒。他手下有个大将叫胡大海，其儿子胡三舍自恃父亲地位，与别人一同违禁私自酿酒出售获利，被他知道了，便立马下令处死胡三舍。而此时胡大海正率兵攻打绍兴，于是有人谏言看其父面子放胡三舍一马，别杀他。朱元璋说道："我在银杏树下曾说过，也下了决心，要取信于人，就要言而有信，我宁可失去一员大将，也不能让人说我有令不行，说话无信。"他最终还是杀了胡三舍。

由此可见，当初白果及白果树引出的故事，对朱元璋还真产生了一定的影响。

话说回来，他们一行人带着收集的白果儿回到山上营中，又是用铁锅炒，又是将炒熟的果仁和成汁，分头让将士们去吃、去喝，那止咳效果还当真不错。渐渐地，将士中咳嗽的人明显减少下来，最后终于消失了，一个让朱元璋担心的问题也就此被解决了。

洪武元年（1368），朱元璋在南京登基，成了大明王朝的开国皇帝——明太祖。有一次，他正好跟当初同在大明山上的几个将臣碰在一起，不知怎的，他提起了山下生长白果的小村庄："那个叫什么村来着？"几个将臣都面面相觑，答不上来。于是朱元璋干脆说："那就叫白果村吧。"这皇帝随口的一句可不得了，这个称谓马上像长了翅膀传到了昌化，于是那个村名从此便成了"白果村"。今天如果你去了白果村，还可以好好地看看那棵银杏王。

说到白果，它在中草药特别是药食同源食品中是一种颇具代表性的植物，它还是世上珍贵的活化石，而它的故乡，就在我们刚才所讲的故事发生地——天目山脉大明山一带。作为树中的老寿星，它已经在地球上存在两亿多年了。最早，银杏树在世界的很多地方广泛生长，然而到了第四纪冰川时，它与许许多多古生植物一样遭受了毁灭性的破坏，大部分地方的银杏树已经灭绝，而这儿的古银杏奇迹般地留存了下来，后来又从这里再次流传开去。

在中医的认知里，白果熟食具有"温肺益气、定咳嗽、缩小便、止白浊"的功效，生食则有"解酒、降痰、解毒杀虫"的作用。

由此可见，这小白果儿还是挺有价值的呢。而对白果村及银杏王的传说，不但让我们了解了白果作为药食同源食品的特有食疗功能，在一定程度上，也导出了一段为人处事的学问与经验的启发。

第八章

神仙太公，
《医学纲目》名追李时珍

一提起历史上中医药方面的著名书籍，许多读者对《本草纲目》皆不会陌生，说到《本草纲目》，都会想起书的作者李时珍。可大家知道还有谁早于他两百年写了另一本纲目，在中医药界同样享有盛名，又因其医术医德而被当地人尊为神仙？

可能大家还不知道，那就让我来告诉大家，此人就是元末明初杭州名医——楼英。

楼英（1332—1401），一名公爽，字全善，杭州萧山人。他的成就多出于明代，故算是明朝杰出的医学家，当地百姓后来还奉他为神仙，尊称神仙太公。

要论其最大的贡献，则是他所著的四十卷《医学纲目》。这一著作，虽然在历史上的知名度不及张仲景的《伤寒杂病论》、葛洪的《肘后备急方》等医书，但它同样是一部传世大作，时至今日，还具有一定的实用性。

当我们今天回过头去仔细地审视其人生轨迹，发现他能获得如此之大的成就，绝不是偶然。归纳起来可以用这几句话来概括：

少年聪慧勤习读，专注医道止仕途。

大德四方求善全，惠民传世一本书。

下面就通过他的一些人生片段，来讲述其流传至今的故事传奇。

墓碑上，翰林院学士的高度评价

明建文帝辛巳十一月十九日（公元 1401 年 12 月 23 日），在杭州萧山楼塔，一个平民医者去世了，这么说是因为他没当过官，只能算是平民，但却惊动了不少人。前来吊唁的人当中，竟有称逝者为神仙太公的。

神仙？想必一定不凡。不凡，即他有超常的能耐。

又过了一年，亲属将他落葬在乌珠荡山脚。看看他的墓碑，你可能会感到大有来头，墓志铭竟是《明太祖实录》主修官之一、永乐时任《永乐大典》总裁官、当朝大名鼎鼎的翰林院学士王景所写。从墓志铭上"杏林橘井、刂割鬼神""医国之手、握化之钧""不见所欲、乃全吾仙"等文字可以看出，对逝者评价极高。

那么为什么大学士会如此盛赞楼英？我们就从他小时说起。

元末，萧山的楼塔镇已相当繁华。自南宋以来，江南这方水土，不仅物产丰富，商贾云集，还给少年的成长酿就了良好的人文环境和学习交流机会，形成了人杰地灵的优越氛围。

公元 1332 年，在现在的杭州萧山、富阳及诸暨三地交界处的楼塔，一个男婴出世了，称仙岩楼氏十五世孙，孩子的父亲叫楼友贤。楼氏在楼塔可是独一无二的大宗族，要不为什么地名以姓氏而取。这楼塔又叫仙岩，传说中也真是不得了，而且与医药有关，讲的是东晋名士许询隐居在这里的百药山，后来羽化成了仙。

据康熙《萧山县志》卷五记载："百药山，询修炼之所，岩曰元度岩，洞曰仙人洞。岩、洞出云，草木皆香，可以疗疾。"这些指的就是楼塔的百药山。

至于这个男婴，不说大家也猜到了，他便是楼英。

楼英自幼聪颖，好学勤问。四岁便开始识字。到了七岁那年，有一天，楼英看到父亲的案头有本厚厚的书，便问母亲："母亲，这是什么书？"由于人不够高，他取不到，就向母亲求助。

同样知书识礼的楼母拿过书，交到了楼英手上，虽觉得儿子还小，但有书性，乐于学习，也就顺势指导他读起《黄帝内经》这部著名医书。

就这样，年幼的楼英居然啃起了大部头的医书。而每每当楼英碰到生字或看不懂的字，无论父母谁在场，他们都会认真地予以讲解。

读着读着，他从医书中不仅学到了救死扶伤的本领，还旁通了许多做人的道理。如在卷十九中，他知晓了给人看病要"知古今、知要道、知方地、知形志所宜、知祝由、知官能"……这也像是在讲人生哲学。

好学的楼英从此按那些知识要求，孜孜不倦地博览群书，吸纳精华。好在身居一个书香门第，阅读的需求还是可以得到满足的。

原来别人说是十年寒窗，可他远远不止，用今天的眼光来看，还是少年的楼英，其学识已经可以算是大学毕业了，说不准还能够得上硕士、博士呢。

他不光从书本中去学习，此外，还注重生活中的每一个机会。十三岁那年，他母亲得了疾病，父亲请了浦江名医、后成御医的戴思恭（字原礼，号肃斋）前来治疗。这个小小年纪的孩子一边帮着泡茶倒水，一边就见机学了起来。由于已有了数年的书本学习基础，戴思恭稍一指导，他即很快理解到位。

戴思恭见此小孩聪明善学，倒也乐意教导。就这样，戴思恭三次往返治好了他母亲的病，同时，相当于给了楼英三期一对一的培训，楼英自然受益匪浅。不过，其中最主要的作用，还是来源于楼英自身。

在这个过程中，还有一件事又让乡邻大为褒奖。原来，每次中药煎好后，在给母亲喝服以前，楼英都要亲尝汤药，一为知冷烫，二为知药味。而正因为有了这一举动，从此他的孝名远扬。

再后来，楼英还拜师元末著名医学家朱丹溪（即朱震亨，1281—1358，字彦修），医学知识、技能得以有长足进步。

恰恰是自幼年到青少年时期的勤奋学习习惯，为他以后取得极大的医学成就提供了必要的前提条件。

仁心树仁医，美誉源美德

后人尊楼英为神仙，一方面是他的医术高明，另一方面则在于他的医者仁心。其实大医就是如此，哪怕是在今天。

一天，楼英正在街上走着，忽然传来一阵骂骂咧咧之声，并夹杂着弱弱的哭泣声。他马上走上前去，要探个分明。

原来是一客栈东家正在撵客，客人却是两位老人，看是像老两口。这是为什么？人家开店，只有请客来，哪有撵客走的？一问，原来老人入住店里的第二天突发疾病，东家怕他们在此长留又付不起住宿费，更怕他们万一病重身亡客栈，还要沾上晦气，于是就急匆匆地想撵走算了。

得知这一情况，楼英劝东家且慢，让他先来看看。东家是本地人，自然认识他，更何况楼英此时在当地已名声渐起，便也不再吱声。

楼英俯身帮老两口捡起了已被店家扔在门外地上的一点行囊，搀扶着患者又回了店内，并马上给他把了脉，发现还确实病得不轻。

可他装着满不在乎的样子，轻松说道："别急别急，我帮你们配上几帖药，吃了再观察几天，会好起来的。"目的当然就是为了消除病人的紧张情绪。

还有一件事情，楼英也不放心。只见他又对老板说道："我已给他们看了，待病愈自然会离开的，请先不要赶人，如他们实在无力支付房费，我会来帮他们付的。"

时间一天天过去，楼英不辞繁劳每天上一趟客栈，送去自己煎的汤药。病人的情况也大为好转，不出十天就基本康复了。在他们离开楼塔之际，自然感激万分，老两口禁不住老泪纵横，一左一右各握住楼英的手，久久舍不得放开。

就这样，对于两个无亲无故的老人、病人，楼英不仅不收分文帮他们治好病，还给了他们继续生活的希望与勇气，健康与信心。

后来，老两口逢人就说起这动人的故事，口口声声称楼英是神仙下凡，是解救百姓疾苦的活菩萨。

医者仁心，不仅仅体现为对一个病人的关怀与照顾，体现为良好的医技医风，同样也体现为对所有民众的博大之爱，对一个医家而言，就是把自己的治病救人的心得、技艺无私地传播出去。可这，在元末明初时期，并非那么简单。

元朝实行"医户"制度，世医所执医方一般是不可外传的，习医擅医之家也多视医术为持家财富，毕竟这是吃饭的金饭碗。

然而，楼英提出了以医术"惠天下"的口号，他认为医生救死扶伤应该将技术应用最大化，使更多的患者得以惠助，他也是以此理念指导着自己的行动。

他在名著《医学纲目》一书的自序中提到：废寝忘食者三十余载。可见其将毕生最主要的精力倾注到了这部传播医技的传世佳作之中。他潜心研修了诸多医术领域，广采众长，过滤糟粕，吸纳精华，并逐步形成了自己的医学体系。

其实写医著是个吃力的活计，既不如写诗飘逸轻松，也不像写公文有模板可依。有的人写书为了后面能做官，

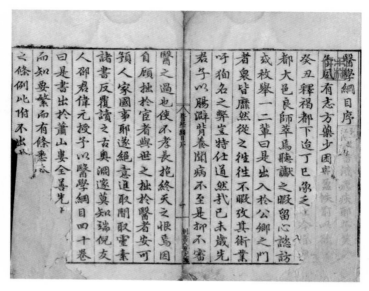

《医学纲目》书影

有的人是当了官后想写书要立传，目的各不相同。而楼英写《医学纲目》，目的很简单、很单纯，他就是希望能够将自己的医学知识分享给更多医者，并服务于民众。楼英曾经说过："吾之医得于天授，将以济吾欲，乃不俾于行，是违于天也。"这就透露出他写这部鸿篇巨著的初衷。

把著书传授知识作己任，当天职，也反映了楼英的一片丹心。尤其是在当时的时代背景下，实属不易，难能可贵。

当楼英的医学名著《医学纲目》基本成书（当时还来不及制刻板，数年后才有刻本）后，他就让弟子抄录外传，从不谈回报，也拒收需求者送的礼品。

有一次，一个弟子看他每天如此勤奋、如此辛苦地编撰，就问他："前辈何不将这几十年所积良方藏为秘方？这样世人会更钦佩崇拜，替人看病还可多得点银两，您看，人家持有一两个秘方，都可坐吃三代、日进斗银。"

"这万万不可，我们行医，主要不是为了赚钱，而是帮人祛疾除病，是救死扶伤之举。我整理的方子，既是我的心得，也是诸多医者的智慧，我唯求可以多多用来助人治病疗伤。"楼英明确回答，并语重心长地教导道。

仕途虽说不畅，成就仍需仰望

凡事都不可绝对，处置不好，有时好事成了坏事，而有时貌似坏事，经过努力，却变成了一件好事。这辩证之说，数百年来，我们从楼英的两段经历中也得到了佐证。

明代初期，明太祖朱元璋一度停止了科举考试，改成了荐举选拔人才方式，这对并不十分热衷功名的楼英而言，也多了种人生道路的选择。作为一个出身书香门第的读书人，其实楼英并不排斥走仕途，毕竟中国历史上还是以学而优则仕为主流。

那一年，经临淮县丞孟恪举荐，楼英的名字又入列候聘官员名单，但最终未被任命。这已是他的第二次被荐，而第一次的情况与这次类同，也是不了了之。于是，他决定不再参加荐举，安心做他的学问，写好他的《医学纲目》。其实，那时写书的事，已成为他生活中的最重要内容以及要实现的主要奋斗目标。

现在看来，即便楼英当时顺利进入仕途，也未必是件好事。因为人的精力毕竟有限，去当官，至少是在其位，就要谋其政，在处理日常公务的过程中，耗去大量时间与精力，肯定是不能饱览群书、安心著书的，故后来是否能撰成一部长达四十卷的恢宏医著，也只能是一个问号了。

时间可以证明，恰恰是楼英定下心来，并表示不再试图谋求官位以后，他的创作思路便如同泉涌，再加上厚积薄发之势，使他有了凭一部大作传世扬名之精彩。反之，也可能历史上多了一个平平凡凡的官吏，而少了一个医学大家。

话说回来，楼英的医学成就，也非靠命运安排，更多的还是来源于勤奋的治学态度及勇于实践的精神。

所谓实践出真知，在他身上，也得到充分的映现。

有一次，他儿子患上一种罕见的疾病，其双眼间的连眉棱骨部位在半夜里突然疼痛起来，并导致整个脑袋都开始作痛，且越来越严重，到了第二天，脑袋慢慢出现肿状。作为医生的楼英虽遇"怪"病，但自然不会手忙脚乱，他根据平时经验，取黄连膏涂抹患处表层。哪知涂抹上去后，不仅丝毫未好转，反而疼痛加剧。

楼英立马再换药，又无果。此时他的焦虑爬上了心头：毕竟是自己亲生骨肉，受此煎熬而自己又一时无招。"哎——"他难过地叹了一声。

不过良医就是靠实践积累经验，经验越丰富，治病的办法也会越多。怎么办？只有换个思路、换个方法继续治。

看似有希望了，在用艾灸厥阴、少阳后，儿子的头疼稍稍缓解了下来，楼英自己紧锁的眉头也随之解开。可是好景不长，才舒缓了半天，又一阵疼痛袭来，攻头攻心，儿子再次痛苦地捧住了脑袋。

此时，楼英感到同样的痛苦，他宁可自己去为儿子承担那种痛。同时，也增强了要克服眼前困难的决心以及成为一名好医者的动力，他陷入了深思……

一定要找出原因，要找到攻克的办法，楼英心里暗暗发誓。忽然他想起了老师朱丹溪曾给过他的指导：夏枯草。对！试用下夏枯草为君药。

"夏枯草有补养厥阴血脉之功，其草三四月开花，遇夏至阴生则枯，盖禀纯阳之气也。"医书上有这样的讲述，应该可以对症，他仔细推敲，觉得应马上再行尝试。

于是，楼英借用《简易方》中的补肝散，以夏枯草与香附入药，以清茶调服。哎，这次好像很快产生了效果，药服下去后，儿子的疼痛很快减去了大半。紧接着，又连续服用四五天，疼痛全消，病情终结。

后来，他在《医学纲目》中总结夏枯草功效与治疗机理时称："治厥阴目疼如神者，以阳治阴也。"他在儿子患病治疗过程中实践所形成的结论，一直被后世的许多医书所广泛引用。而更值得称赞的是他那种探索实践的科学精神。

数百年后再看楼英，可以发现他确实为杭州医药界的成就添上了浓浓的笔墨。那么我们再来看看他的这部医书，又为什么颇具分量呢？

"全斋"举纲目，美名垂千古

虽然楼英的著作《医学纲目》一直到他去世一百六十多年后才随世德堂刊刻本的出现而有了较大规模的流传，那已是明嘉靖四十四年（1565）的事了。不过由于它的实用性较强，受到医界重视，并不断被后世重刻刊印。这也折射出此书的实用价值。

在著书的同时，楼英不断钻研，悟出一条"千变万化之病态，皆不出乎阴阳五行"的中医基本原理，强调以阴阳为总纲，注重阴阳五行之作用。他提出：以阴阳统摄血气、表里、上下，用五行以统摄五脏六腑并以之赅百病。

楼英是一个完美主义者，他晚年特意将书斋名改为"全斋"，就足以说明他追求完美的个性。在"全斋"，他写完了三十九卷内容，与一册《运气类注》，共四十卷。

在接近古稀之年，有一天，儿子问他："父亲，你这书房以前一直叫'真实心地'，为啥后面改成'全斋'了呢？"

楼英摸了把胡须，道："取'真实心地'为名，是中青年时期，那阶段做人首先是要求真，要务实；现在年纪大起来了，做事已无需贪多，但要力求完美。你可以不再干，要干，就得成事，因为你可能没有纠错的时间喽。你看，'全'字是怎么写的？上面一个人，下面一个王，说明无论你做什么事，要在同业里称王，必须做得完美，要做全了。"

他把这一理念一直贯穿在他写《医学纲目》的全过程。他在博览群书的基础上，又博采众长，共引用历代文献百余种，并多标明出处，提出自己的看法，为后人的引用、研究提供了方便。

而这种方便，也来自他采用的纲目体。以这种体裁著医书，他比药王李时珍早了两百年，也就是还存在着这么一种可能：当年李时珍写《本草纲目》时，说不定还参考过楼英的《医学纲目》呢。

俗话说：纲举目张。"纲"是一张网上的总绳、大绳，"目"指网眼。纲目体其实是中国编年体史书的一个异体，起始于南宋儒学集大成者、大理学家朱熹（1130—1200，字元晦）的《资治通鉴纲目》，谓：纲为提要，目为叙事。

楼英首创将"纲目体"引入医药领域，将历史上很多医学素材进行了系统化梳理与归类，使条理更清晰，内容更简洁，阅读更轻便。

因此，《医学纲目》在我国医药界的地位是有目共睹的，同样也给杭州留下了重要的中医药文化遗产。

他的同龄人、学者申屠澄（字仲敬）专门为他所作的《清燕楼记》中有"力慕古学，行古礼，著家乘，传于世，研穷《素问》《难经》之旨，孜孜以活人为务，绝口不谈声利事"这样一段文字，从中我们可以看到其对楼英高超的评价。

楼英去世后，郧阳府知府方晖在祭文中称赞其曰："于义有所不闻，闻之必行；有所不学，学之必成。为东浙奇才。"于此也能略见一斑。

由于楼英医术与医著的深远影响，他的后代有不少人也以医为业，并在医药领域取得了一定成就。在他的家乡楼塔，近代也出现了多家老字号的药店、医馆。

但随着云门寺里他的神像出现，以及族人在楼塔的祠堂中也为他设了神像，被楼氏后人称为"全善仙祖"

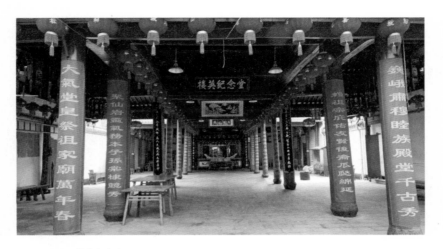

楼英纪念堂

的楼英，其声名逐步为"神仙太公"淹没了，在历史的长河中，被神化为"幼通易道，性薄尘寰，隐居仙岩，烧丹炼药"。在他的神像前，还特设了求签桶，求取的签条也被称为"太公仙方"。

但不管是不是"仙"，他的为人，他的杰出功绩，以及对后世的影响，都赢得了人们的赞誉与崇敬。因而无论如何，谓之"享誉后世，名追李时珍"，也是名副其实、毫不为过的。

第九章

材质道地，老字号共擎杭式招牌

在杭州，中医药老字号很多，品牌也很多，其中不乏享誉大江南北，驰名神州大地的知名品牌。如清末的"六大堂"（胡庆余堂、张同泰、方回春堂、叶种德堂、万承志堂、泰山堂）。这些至少百岁的老店，有一块共同的招牌：道地药材。"道地"两字，成了维系生存、维系发展的重要因素，也成了各家彰显文化底蕴的亮点。

杭州自古就有两句俗话，称"掼得过钱塘江"与"石板上掼乌龟"，前面一句意指靠得牢，硬气实在，能抛得远，后一句则指硬碰硬。这里面的一个"掼"字很有说法，所以开药局、药铺的都讲究自家的商品（药）掼不掼得出手，也就是有没有市场。而能掼得出手，公开的秘诀其中便是四个字——"材质道地"。

可大家知道他们又是如何维护那些响当当的招牌，是如何保障材质能真正道地的吗？来，我们就一起迈入那些宏伟大气、古韵芳香的店堂，去领略数百年的道地文化。

庆余堂，千方百计护招牌

大家都知道胡庆余堂的招牌值钱，北有"同仁堂"，南有"庆余堂"。那为什么它能值钱？看一下这里的几个小故事，可能就找到答案了。

1."四脚蛇"与"铜石龙子"

古时，每年一到夏天，胡庆余堂的药工便忙开了，因为他们得去杭州灵隐、天竺那一带抓捕石龙子，它是胡氏秘制"辟瘟丹"七十四味药材中的一味。那里的石龙子金背白肚，背上从头到尾有一条黄线，为上等的"铜石龙子"。它虽然只是四脚蛇的一个种群，但制"辟瘟丹"的要求特别高，一般不用到处随见的那些，对产地的地理位置有限制。所以一到这个季节，为了确保质量，店里便发动本店员工，师徒齐上阵，有时甚至组织在杭的员工家属，一起上山下地，寻找捕捉。据说连灵隐寺的和尚知道了这一惯例，了解他们是为制药济民，也热心地提供方便，如给他们沏点茶水。

但毕竟仅仅靠自己的人手肯定还是不够的，于是店里就向当地农民收购，但验收十分地仔细，对于每条四脚蛇也如同给人疗病一样采取"望、闻、问、切"的过程，只不过"问"是问送货人的抓捕场景，"切"便是摸下虫体实际情况。

曾有人为了多赚点钱，从异地搞了些其他品种的四脚蛇混入，想蒙混过关，但被检验药工发现了。当知道他是明知而故意为之，便立即停止了合作，拒收其供应的药材。

别看那"四脚蛇"与"铜石龙子"外形几乎一致，

但入药的功效有着不小的差异。在这点上，胡庆余堂毫不马虎，毫不放松。

胡庆余堂的第一位掌门人胡雪岩明确提出八个字："采办务真，修制务精。""务真"，他们就从源头上去求，如：从关外采购人参、鹿茸；从汉阳采购龟板；从山东濮县收购驴皮；去淮河流域采购淮山药、生地、黄芪、金银花；去宁夏中宁采购枸杞；去江西采购贝母、银耳；去川贵采购当归、党参……不管上那儿，反正主要就是要求产地正宗。

2. 金铲银锅与写"龙虎"

说到"修制务精"，"精"要精到什么程度？我们就先说说金铲银锅。

胡庆余堂当时有一张古方，称"局方紫雪丹"，是一味镇惊通窍的急救药。胡雪岩决定着手研制，恢复这个救命药的市场供应。但事情并没有想象的那么顺利。

这天，胡雪岩与好几个药工围在一起，眉头紧锁。"奇怪，制作的过程与用材可是完全按照方子来的啊，那为什么没产生应有的疗效呢？"大家面面相觑，说不出个所以然来。究竟是古方有问题，还是操作有误？几个药工望着胡雪岩，知道老板为此已投下不少名贵药材，默默地不敢发声。

"我们重新来一遍，大家不要紧张，有失败才会有成功。"胡雪岩下了决心，不获全胜决不收兵，"各位，这方子是我已找了好几个名医再三验过的，我们要有信心，要相信自己，会不会制作流程上有缺陷？"

此时，胡雪岩发现对面的一个老药工嘴角嚅动了下，似想说又止住了，便笑着对他道："怎么？又不是第一天来店里，怕说错了我吃了你。"老药工见此状，顿时轻松了下来，也禁不住笑了笑，说："倒也不是，只不过我那想法不知对不对，而且还需要花不少钱，既然这样我就先讲一讲，就当参考。"

"我的爷爷原来也是个药工，我年轻的时候他曾经说起制紫雪丹之类的药要用金打的铲子、银铸的锅子。因为用铁锅铁铲熬拌，高温下其中有几味药会与铁起反应，使药效下降，影响质量。不过我们也都没尝试过，不知可行否？"老药工心想：讲是讲了，万一有问题，老板会怪罪我吗？反正总觉得不踏实。

"好，说的有道理。这方子应是宫廷秘方，用的都是上等的药材，一般的小药铺、小医馆是没能力制作的，

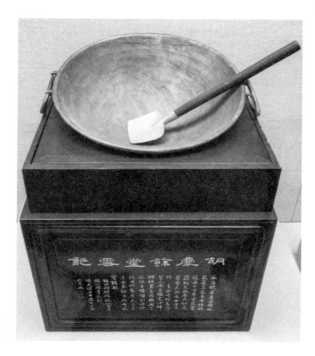

胡庆余堂里
的金铲银锅

我们不妨试一下，万一不行，这金铲银锅总是在的。"胡雪岩马上再作决定。就这样，他们找到金银匠师傅，专门开铸打造了一副金铲银锅。用其试了下，还真别说，原因找到了，就那工具的缘故，问题也由此而解。而那副金铲银锅，现在已成了国家一级文物，静静地躺在胡庆余堂的博物馆中了。

还有一次，有位老年人前来胡庆余堂为新中科举的儿子求购治癫狂的药。坐堂的老中医说要用"龙虎丹"，胡雪岩知道这服药里含一味剧毒药物——砒霜。这服药炮制时须把砒霜用布包好，然后搁在豆腐里煮，使豆腐逐渐变成灰黑色，将毒汁吸附在豆腐上，使毒性相对降低。还有味药是巴豆霜，也有大毒，与其他药料配制时，必须搅拌得十分均匀，否则有中毒危险。胡雪岩当着老人面，让人配好方子，然后派药工入得密室，将药粉摊在竹匾上，用小木棍反复在药粉上磨写"龙虎"二字，且要写九百九十九遍。实际上写这么多遍，也就是研磨了如此多遍，还有什么不匀的？

3."石板刨"冒险救招牌

一天，胡庆余堂大门旁的大井巷口有民宅失火了，木结构的房屋很快连房顶都烧了个透，窜起的黑烟很远处便可看见。房主人一边叫着"完了，完了"，一边感到两腿一软，就瘫坐在了大井巷上。周边的邻居也手忙脚乱地拿来了家里的水桶、脸盆帮着灭火，可无奈是杯水车薪，只感叹大井巷里的大井此时怎么不在眼前。

这天有风，而大井巷就在吴山脚下，这吴山天风此时算是帮了个倒忙，刹那间，火借风势，迅速扑向一旁的胡庆余堂。而胡庆余堂的两块金字招牌就在大门口，木质的金字招牌面临着被火舌舔吻的险情。说时迟，那

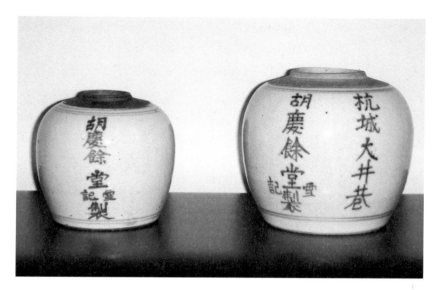

胡庆余堂药瓶

时快，从胡庆余堂的大门里冲出一个人来，他三下五除二地快速弄开牌子的固定物，旋即将两块牌子移到了安全处。此人是谁？他叫孙永康，外号"石板刨"。

这个"石板刨"的名又是怎么来的？原来胡庆余堂在开店之初，对于在中药经营及制作方面具有高超技艺者均不惜重金予以聘用。胡雪岩家的一名裁缝向他推荐了一名在叶种德堂工作的药工，提及所长，裁缝师傅说："那人拥有把一颗槟榔切成一百零八片，且片片薄似蝉羽的绝活。"他马上让裁缝带口信给了那人，示意愿意聘请，那人便是孙永康。孙永康来胡庆余堂就职后，胡雪岩还让孙永康担任了切药配料房的负责人，以表重视。

有一次，店里配制全鹿丸，遇到一头梅花鹿未盈先死，进货负责人跟孙永康说："这鹿刚死，你赶快投料投投掉吧。"可孙永康坚持照章办事："这死鹿是从来不让投料的。"虽然进货负责人很尴尬，但见商量不通，也只得将死鹿深埋处理了，并半开玩笑地说："你啊，真是个'石板刨'。"什么意思呢？本来刨子是刨木头的，可这把刨子却可以刨石头，可想这刨子自身够硬了吧。从此，孙永康"石板刨"的外号便叫开了。

话说回来，老板胡雪岩得知孙永康冒险抢救店招牌后，作出了个决定：奖励他一份"功劳股"。此次奖励让其他"职员"很受鼓舞，同时也说明胡雪岩对维护品牌是十分重视的。

看完了上面几个小故事，你感觉到什么没有？其实，任何一个大品牌，也不都是靠一点一滴的小事情细心维护出来的吗？

张同泰，道地材质显大爱

笔者的家，就在杭州的又一个中医药老字号——张同泰的附近，也就是当初南宋皇城的御街上。几乎每天出门，都能看见张同泰朝东大门（即御街，今天的中山北路）右侧墙上，除了"张同泰"店名以外还有的八个大字，曰"道地药材，岐黄正传"，似乎时时刻刻在告诉人们：中医药的守正与传承，最重要的是药材的道地。

何谓道地？很简单，就是纯粹，就是正宗。但是，真正要把药材的道地文章做好，且持之以恒，就不那么简单了。

杭州张同泰是开业来一直在经营的老字号了。嘉庆十年（1805），原先在杭州新宫桥河下开茂昌药号的浙江慈溪马经村人张梅，花了五千两白银盘进了在现址上的沈同泰药号，将其改名为张同泰。时至今日，也就是说，它拥有两百多年连续正常开业的历史，并一直奉行着药材道地的原则，可谓是名副其实的持之以恒了。下面，我们不妨从两个流传至今的故事中，去了解下他们是怎么做的。

1. 抬鹿游街制鹿丸

每到要制全鹿丸的那一天，张同泰就会像过节一样。这绝对无关屠鹿时的场景，那只是向民众的一个告示，让百姓亲眼所见店家取材的真实。

由于前几天店铺门外已贴了告示，于是，到了这一天，一早就有人来看热闹了，也有些人将此作为给茶余饭后增加谈资的机会。毕竟，围观者中，可能真正的购买者还是少数，而更多的人即是为参与当时活动的热闹了。然而，有一点必须肯定，这也许是古时广而告之最好的方法之一了。

"噹当——噹当——"随着锣声，四个汉子抬着一头梅花鹿从张同泰的石库大门现身了。鹿被捆绑在一块门板上，上身伏在板上，虽绑着绳子，但头颈还是昂在那里，时而张开下眼睛，似用迷惑的眼神打量了下周边围观的人群，它并不知道发生了什么事，下一幕将又会是什么样的。

鹿的脖子上，还特意被系上了红色的丝绸绣球，也衬托下它的精神，毕竟鹿生来胆小。巡游就这么开始了。

队伍顺着御街向南，一直游到了涌金门，再折返沿浣纱河（今浣纱路）回店。一路锣鼓乐器声陪伴，吆喝声也此起彼伏："张同泰，哎，全鹿丸，哎，今开制，哎，买要快，哎——"

回到店里后，梅花鹿被缢死，经几道工序处理，与当归、玉桂、补骨脂等原料一起搅和拌匀，慢慢制成了全鹿丸。

当然，这一路上最高兴的要数孩子们了，听到声音，他们赶紧追了过来，跟上一二里地，有的还不肯罢休。还有孩子，手里正拿着一根糖甘蔗（枝干较细，原来在江南较多）在啃，见了鹿，情不自禁地拿甘蔗往鹿嘴里送，不够高，就跳起来，无奈抬着的鹿一直随队伍在行进，只落下"你吃呀，你吃呀"的几句呼唤声，倒也算是童年的一番有趣的记忆了。可对大人而言，这张同泰全鹿丸材质道地的印象，就再也挥之不去了。

2. 香丸虽小要求严

张同泰制作的苏合香丸很有个性，它每粒仅重一分，丸小却保持湿润，香气浓郁，可它即使在黄梅季节里存放日久，也不会发霉出花。这是很多店家都做不到的，那张同泰又是如何做到的？

其实，这主要是靠他们的选材、用材与加工工艺，但除了这些外，还有一项更重要的，是张同泰的规矩及"道地"两字的时刻提醒。

不妨翻一下清嘉庆十年（1805，即开张那年）张同泰的《丹丸全录·序》，上述："粤自典医设职，皇古传本草之书，辨物究原，学士撷群芳之谱，是以煎药创于伊尹，丸药制自巫彭，诚以治疾。固藉师而疗病，实需药饵也。独自真伪多淆，是非罔定，色难悦目，紫故夺朱，韐自无文，羊因冒虎，品尝不当，讵可回天。决择未精，即非道地，彼以济人之物，为愚世之资者，功难言矣，罪莫大焉。"同年八月，张同泰在《丸散膏丹

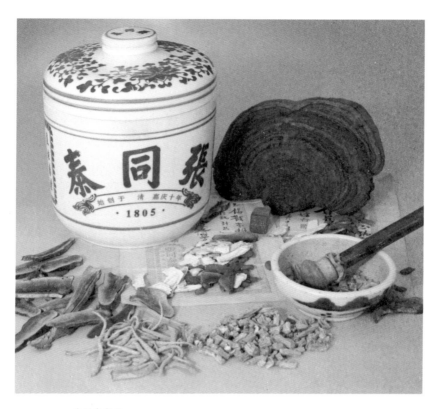

张同泰膏方

集录》中再一次提及："本号嫉售欺之成习，伤厥疾之不瘳，故自开张以来，择料尤佳，选工尽善。""各种丸散膏丹花露油酒，悉皆虔诚修制，不敢自欺。"

由此可知，张同泰的丹丸制作是有规可循的，而且还必须遵守，他们在介绍产品与验方的多个环节，首先强调的是"决择未精，即非道地"，要求每个药工自觉做到"不敢自欺"。

他们曾自制传统成药三百六十余种，都是经过再三选择古传陈方，并屡经校验，精心选材。就这样，他们以不懈的努力，去诠释"道地"之义。

众堂馆，不搞名堂讲道地

杭州人有句老话，称一个人花招（指不实的招式、花架子）很多叫"名堂噶（这么）多"。而在杭州，医馆、药铺也很多，经营得好，出了名，就是名堂、名馆，他们各有招式，延续着它们的生命，延续着它们的传奇。这里两个"名堂"，却是各有所指。但这么多的店家，这么多的方法，在对药材讲道地的环节上，似乎又找不到有哪家"另辟蹊径"、不尊此道的。这些几乎已成规律，于是，"材质道地"也成了开医馆、药铺的共同遵循原则。当然，这里仅从知名堂馆来考证，可能有些违背此理的医馆、药铺，但已没有机会让我们去考证一番了。

不过，大多数的中医药店家，在擦亮自家的牌子上，不说是绞尽脑汁，也可谓挖空心思。因为招牌对这一行业来说，是格外重要，没品牌，没声望，就没市场。可为什么有的十八般武艺皆用上，往往还是效果不佳？这问题可能出在其他名堂不少，但"道地"文章没做好上了。

我们再细细寻觅一下，瞧瞧那些传世老字号还有哪些道地活。

1. 一张荷叶说制膏

朱养心膏药店也算是杭州中医药发展过程中具有代表性的堂馆之一了。它开创于明万历年间（1573—1620），由浙江余姚人朱养心（名志七）创办，迄今已有四百年的历史了。朱养心膏药店有许多名品膏药，如万灵五香膏、阿魏狗皮膏、阳和解凝膏、童禄膏（碧玉膏）、白玉膏（鲫鱼膏）、红膏、格子膏等等。

那朱养心是怎样做到效果显著、贴贴就灵的呢？这靠的还是选料到位、材质道地、工艺讲究。

其实，当时朱养心制童禄膏时，便采用了西湖里产的荷叶，且张张都要新鲜。有一次，有个帮工看见熬膏用的荷叶里有几张已开始腐烂，但为了省力，同时又认为反正熬膏熬过后这烂与不烂还不是一个样，连个形状都没了，就偷懒一起投料了。恰好朱养心有事过来，他发现漂洗的大水桶边上有半张烂荷叶黏附着，便怀疑这批荷叶中有烂叶混入，就问起那个帮工。帮工看老板一脸严肃地在问，也不敢隐瞒，含含糊糊地承认投料中已有烂叶夹带进去了。

朱养心看了下那锅里早已熬成糊的料，也不管会浪费多少钱，将整锅半成品都倒了，并语重心长地对帮工说："我们开药铺是救死扶伤的，怎么能马马虎虎？把质量不好的膏药卖给顾客，虽不一定很严重，但与谋财害命的道理是一样的。"他又拿出一罐已熬好的碧绿的童禄膏，继续说："这是用西湖里的上好鲜荷叶与那么多药材熬制的膏，只有这样碧色如玉才是好膏药。"

于是后来，童禄膏也被称为碧玉膏了。

2. 古井瓷瓶藏秘密

2001 年，考古人员在方回春堂国药馆院内的一口古井里，打捞挖掘出一百多个疑装过药丸的小瓷瓶。经鉴定，这些小东西居然有三百多年的历史了。那么，这三百多岁的小宝贝里，究竟藏着些什么秘密？又发生过什么故事呢？

我们先简单说下方回春堂。它是由钱塘籍人士方清怡于清顺治六年（1649）创办的，是杭州最古老的国药号之一。同样，这也是家讲究材质道地的老字号，它一直保留着传统的中药炮制技术，他们在熬制膏方时，专门采用铜锅工艺，在浸、煎、榨、化、滤、熬、收等诸个环节上，都仔细拿捏火候，形成了"滴水成珠"等绝活。

那么古井中的小瓷药瓶又会告诉我们什么？不妨将时光倒回，让我们去探访一番。

一天，方回春堂的药房里，又一批"小儿回春丸"制好了，这可是方回春堂的重要产品，是据老板方清怡家祖传秘方所制。他出身中医世家，年轻时便随父亲习医，精通药理，尤其擅长于儿科，悉心研究了明代万历年间杭城名医吴元溟的《痘科切要》《儿科方要》。自方回春堂开办已来，产品质量已成第一要务，"配制务精"成了他常挂在嘴上的四个字。

可有个消息传到他耳朵里，最近那批"小儿回春丸"中有一味药材投料时搞错了。他匆匆从家中出门前往店里，去察看个究竟。

再说那配药工也不是新手，照理是不会犯此错误的，主要可能还是不够上心、不够认真。平日制药方清怡在店里往往会亲自检查投料情况，也会对有关制作环节进行抽查。而这一次，在组织配料投料时，不巧外面来人相求，有家属得急症卧床不起，急需诊断用药，方清怡便随来人匆忙离开了。于是少了复检的一次投料，导致了一次制作工艺上的失误，从而导致了一起产品的质量事故。

药工倒也诚实，他与方清怡一起再一次对照了方子，

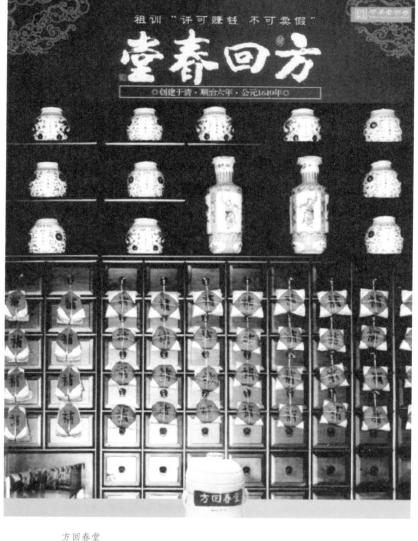

方回春堂

承认自己搞错了。此时，方清怡虽有些生气，但视其既然已经认错，何况自己也有一定责任，就不再多予指责。于是他转身捧起台子上那一堆装了不合格药丸的瓶子，走到门外，正好见到前面水井，也没多想，就把它们扔进了井里。

药工甚感惭愧，他知道老板的这个举动实际上是在压抑心中的懊恼，不直接向他发火、数落而已。从此后，这个药工就牢记了这个教训，再也没出过这样的差错了。

院子里的这口井里，便多出了这么一批瓶子，至于后来此井还让不让打水了，已无从考证，反正发掘的时候，井已早就废弃了。

第十章

诚信至上，桐君祖训扬名企百家

【胡庆余堂】凡百贸易均着不得欺字，药业关系性命，尤为万不可欺。余存心济世，誓不以劣品弋取厚利，惟愿诸君心余之心。采办务真，修制务精，不至欺予以欺世人，是则造福冥冥……

【张同泰】悉遵古法，务尽其良；货真价实，存心利济。

【方回春堂】许可赚钱，不可卖假。

【万承志堂】做药务真，不得欺客；行医务正，不得欺世。

【泰山堂】医德良心，重于泰山。

……

以上写的是什么，大家看出来了吗？对，这就是杭州远在清朝、号称"六大堂"国药号的各家古训。那为什么六家只写了五家？因为其中的叶种德堂早已被并入了胡庆余堂，迄今招牌虽然仍是六块，但一家已名存实亡，故现在可称五大堂。不论规模有大有小，毕竟它们都已走过少则一二百年，多则四五百年的风风雨雨。

细观上述古训内容，意思大凡相同相近，个别虽有后人牵强拼凑臆编之嫌，但还是起到了激励企业自身奋斗、鼓励社会风气向良的积极作用。而内容高度相似的原因，可能与杭州远古时期的药祖——桐君老人及其古训有关。

既然如此，我们就从中医药的老祖宗开始，再到杭州那些知名国医国药堂馆，去听一听有关古训的故事，看一看做人与经营的理念、宗旨。虽非宏论，仅系花絮，但闲时翻翻，或许有益。

桐君祖训自言行，千年启迪诚与精

相传桐君为黄帝的大臣，史书也无记载他的姓与名，只说他来到了杭州富春江与分水江的交汇处一座景色秀美的山下，搭了个草庐便定居下来。那座山后人就称为桐君山，而山周围那片土地的地名，成了桐庐。其实，这些都不重要，传说也好，史说也罢，关键是给后世留下了什么有价值的遗产，尤其是精神方面的。

而恰恰是这位传说中的药祖，赋予了我们真、善、美的经典启示，特别是给中医药行业相关的人士及机构，留下数千年以后作用仍然极大的训导。

"真"便是地道，便是诚信；"善"便是慈悲，便是品质（涵盖人与物）；"美"便是助人，便是济民。这些俨然祖训般的启示，大多源于后人的自省，毕竟找寻到可供考证的文字的可能性极低。但直到有一天，我们才恍然大悟，原来我们的祖先真的十分有智慧，他们

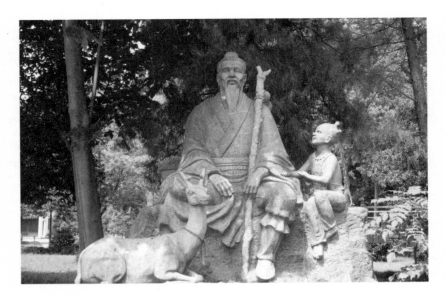

桐君老祖雕像

把想要留给后人的话，融进了传说，融进了故事，甚至融进了传说中的人名，如桐君即是。

其实桐君两字可以这样理解。

"桐"，一个"木"字，加一个"同"字，是指把植物分类的意思，又把某种植物的属性、特性、共性给描述了出来，这不就是桐君老人曾做过的事嘛。他著有中医药方面最早的著作《桐君采药录》，通过尝百草、辨药性而创药食之先。这可谓"言"。

"君"，则是一个"尹"字，加一个"口"字，尹为掌握权力，即权威，口为出言发令，也表口碑，而在远古有德行的人即称为君（直到后世才衍生成帝王之称或为尊称）。桐君老人做过很多行善积德的事，这无论放在哪个时代或是从哪个方面来考量，都堪称一位仁人君子。他不计回报、施药济民，把医药之业当作"仁者之术"，不仅是中华民族的药祖，也是善祖。所以这又代表着"行"。

于是，我们发现，桐君又像是一个符号，一个医药界慈善与唯美的符号。当人们把寄予的希望赋予一个传说中的人物形象时，他的言行，代表的就是这位药祖留给后人的祖训：选材要真，为人要诚。

因此，多少年来，在杭州的一些国医国药号中，便流传有不少因循桐君古训而发生的动人故事。

张梅雪中寻病人，存心利济为根本

张梅何许人也？他就是杭城张同泰国药号的掌柜、创始人。此事发生在张同泰创建不久，嘉庆年间。话说张掌柜花了白银五千两，盘进了安国坊仙林寺附近的沈同泰药房，按现在说法，进行了一次规模不小的并购，将其改名为了张同泰。

一个大雪纷飞的早晨，寒风刮到脸上，让人感觉冽冽生痛，毕竟杭州这种天气是不多的。一般的人儿没啥大事的话，都赖在了棉被窝里。

"砰、砰、砰"，张同泰的大门口，有个面露焦急之色的男人，正使劲地拍打着。他知道，平时这个点，店里都没开门，但他因父亲突发急病，不得已而来求药救急。"吱——"门开了半扇，一个伙计探出头来："您一早有啥事？"原来来敲门的人叫江宗卿，就住在离张同泰药店不远的大福清巷，他把父亲江乾生怎么半夜病重，请郎中急诊，开了药方，现在又急着抓药的事简单说了下。

伙计一听是这么一回事，也不耽误，又问："那方

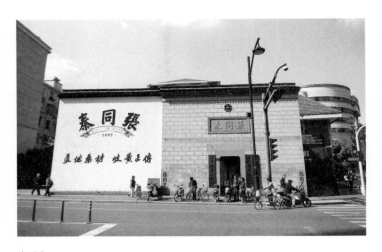

张同泰

子呢？"江宗卿掏出了刚才郎中开的药方，递了过去。还没睡醒的伙计也顾不上一一细看，照方配药，用纸包好便给了江宗卿。

说来也巧，劳心的张梅大雪天也照常来到店里，他想："今天下雪，前来店里问诊配药的人可能会少点。"于是他就带着伙计打开一个个药格子检查起存药的质量情况来了，还开玩笑地对伙计们说："天冷，弄点事给你们做做，省得你们的手都冻僵了。"

不查不知道，一查发现有两三味药已经受潮变质。张梅就问伙计，最近这几味药有没销售出去过。其中早上给江宗卿抓药的伙计一看，心想："坏了，我早上迷迷糊糊地，怎么正好有味问题药在那个方子中，可已经配出去了呀。"他不敢隐瞒，虽心里害怕掌柜会责怪，但还是指着一格抽屉如实回答："这味药今早上刚刚已撮入一位客人的药方中了，一大早再加心急，我没看清楚。"伙计内疚地轻轻答道。

"糟了，这变质的药给病人吃了可能会出问题的。"

张梅马上问那病人的姓名，住哪儿。那伙计去看了下方子上所留的名字，告诉道："病人叫江乾生，他儿子来配的药，说是住在离我们不远处，具体哪里就不清楚了。"

张梅决定马上去找，一定要尽快找到。人命关天，万一出了事，这责任就大了，药是用来救命的，不是送命的。他走到窗口，顺着天井望了望天空，雪还是没小下来；再看地上，天井地面的积雪已高过了脚背。他让伙计跟自己分几路，抓紧寻找。布置完，自己便闪出了大门，走进纷飞的雪花之中。

虽说是距离不远，但到底相距多少路，却是一个未知数。更何况张同泰位居闹市中心，这东、南、西、北四面你说哪个方向才是正确的？忽然，他在一条巷里看到积雪中有一簇黑色的稻草灰烬及一只草鞋，黑白分明，格外醒目。而巷子一侧的一户人家门里，正隐隐传来一阵哭泣声。他想：不妙，该不是这户人家吧？因为古时杭州民间有个习俗，有人去世了要赶紧烧双草鞋，说是给黑白无常的。正好门里有人出来，神色悲凉，张梅走上去问："请问这里住有江乾生吗？"

"有啊，可他刚走了。"那人用奇怪的眼神瞟了下张梅。

"这下真的闯祸了！怎么这么巧？坏事偏偏给撞上了。"张梅有点沮丧。来了就得再问一下情况，便问他究竟是什么，最后吃了什么药，又问他早上去过张同泰没有。

那人不知张梅要做什么，就说："你看这个时候我哪有时间对付你？你有什么事赶紧说，老人昨晚没了，我们得抓紧处理后事啊。"

听到这里，张梅长长叹了口气，心想：这似乎对不上号啊。反而一颗心放了下来。他又再次核对了下逝者名字，这才发现其实这户的病人名字叫"蒋前生"，而不是张梅要找的"江乾生"。

张梅赶紧说了"节哀顺变"之类的安慰话，便匆匆离开，因为任务还没完成。他换了个方向，在风雪中，继续寻找……

他饿着肚子，一直找到了下午，功夫不负有心人，总算在张同泰东面，隔了条中河的大福清巷找到了江乾生的家。而此时，那药砂锅里的中药，还在煎着。张梅赶紧向江家说明了情况，还主动说会退还购药的钱款，并请他们马上去拿重新配的药，且新取回的药算是赠送的。那个早上前去为父抓药的江宗卿听了十分感激，以后只要一说起治病配药之事，他都会不厌其烦地提到张同泰掌柜大雪天找寻他们的事。

而此时，张梅也不禁有所感叹：这点路，真的不算太长，但又显得那么的漫长。回到店里，他除了马上让伙计给江家配药以外，还提笔写下"悉遵古法，务尽其良；货真价实，存心利济"这副对联，并用"诚信"两字作了对联横批，又特意让人做了块金字匾挂在堂中，以提醒店里所有人员都牢记这个教训，永记诚信之道。

从此，对张同泰的后人而言，这副对联的内容，就成了创始人张梅留下的祖训。

雪岩亲笔题"戒欺"，唯有此匾面朝里

走进胡庆余堂这座建于清朝的恢宏建筑，你会看见里面有很多历经风霜而保留下来的匾牌、楹联，大多用楠木、柚木类中上等实木雕制而成，营造了满满的文化氛围，彰显了江南药王的大气。可你又发现没有，在这么多的匾牌、楹联中，有一块特别与众不同。

有什么不同？其他牌匾都是向外挂的，为的是让来店的顾客能迎面就观赏到所含的丰富内涵，然而就这一块匾额却是朝着店堂里面挂的，好似让里面的人多看看。

匾上内容由"戒欺"两个大字及百十个小字组合而成，小字所书：凡百贸易均着不得欺字，药业关系性命，尤为万不可欺。余存心济世，誓不以劣品弋取厚利，惟愿诸君心余之心。采办务真，修制务精，不至欺予以欺世人，是则造福冥冥……意思大概是：凡是做生意，都不可有不诚信的言行，医药行业关系到性命大事，尤其万万不得有欺骗、欺诈行为。我一心济世利民，发誓不以伪劣商品获取暴利，只愿大家想得与我一致。采购药材必须道地，要真材实料，配制、炮制必须精良，才不至于欺骗世人及自欺欺人，这样才能造福众生。

原来这便是胡庆余堂的店训，它面朝里挂，为的就是让员工时时刻刻记住他们开店经商以及做人的原则。

"戒欺"，挂块牌子还是容易的，难的是怎么才能长期做到、人人做到。我们不妨再去胡庆余堂的大堂里转一下，或许就可以找到答案了。

在大堂的中央，有一口硕大的三脚香鼎，但一般平

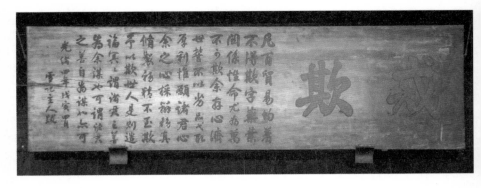

戒欺匾

时不用，如果哪天在用，往往是胡庆余堂里发生了什么非同寻常的事了。而这一现象的成因，还得从清朝光绪年间店里的一桩小事说起。

有一天，胡雪岩正沿着胡庆余堂被称为鹤颈的长廊，来到了摆放着大香鼎、被称为鹤身的大堂（整个胡庆余堂建筑就是一只仙鹤的造型：门庭是鹤首，长廊是鹤颈，大堂是鹤身，意为长寿）。突然看见有一个老汉正把一盒"虎骨追风膏"往自己的鼻子上凑，看似在闻着什么，他闻了闻，摇了摇头，再闻，嘴里喃喃自语。

胡雪岩见状，走上前去几步："老伯，你这是干啥？有什么问题呀？"

"不对，今天这味儿不对。"

原来老伯是湖州过来的香客，刚从旁边的吴山上下来，特意来大井巷胡庆余堂买几盒膏药带回去，近些年来这几乎已成了习惯。

他见胡雪岩这身衣着，料想也不是店中凡人，就说：

"你看看，我刚买的，可闻着那味道与我以前来这儿买的有点不一样，今天的有一股刺鼻的怪味。"

胡雪岩暗自琢磨：难道是改变了贮藏药柜而串味了？但不管什么原因，一定不能让顾客慕名而来，遗憾而归。他当机立断，马上从老伯手上接过那几盒膏药，顺手就投入了大堂中央的大香鼎。鼎内一团火焰窜起，飘出了一阵膏药味。他让伙计干脆不再到这柜子中取膏药，而是到后面加工作坊里去拿新制成的虎骨追风膏，给老伯带上。

伙计取来后递给了湖州来的老伯，老伯自然很满意，他悄悄问伙计："刚才那位是你们东家？""是的，他就是大名鼎鼎的胡雪岩胡大官人。"伙计答道。老伯一听，更是开心：今天运气真好，竟与胡雪岩这位大名人碰到了一起，还亲自帮我换了药。

而胡雪岩呢，后来在全店召开的会上，特别讲了此事，并要求以后尽量不要发生质量事件，若发现，一律将不合格的药品当着顾客面，立马在大香鼎里烧了，并要追查事故者的责任。如此一来，大家做事也就更上心了。所以这个香鼎平时是不太看得见在用的。其实啊，借此敲敲警钟，才是胡雪岩的真正目的。

同样针对"戒欺"，店堂里还挂着一块"真不二价"的牌匾。胡雪岩认为，只要他的药、他的产品质量好，就明码标价，没必要与顾客讨价还价。这也是戒欺。如此一来，大家还都省力。有人说，把这块匾额上的字倒过来念，即"价二不真"，其实也是有一定道理的。

胡雪岩算是一个地道的商人，他的店训所要表达的意思也十分明确，"诚信"即是经商的根本原则。

承志首先是务真，欺客即为欺世人

清光绪元年（1875），晚清名臣曾国藩已经去世，他的好友万嗣轩在杭州的清泰街一带开了家药号。堂馆排场挺大的，整个馆所占地近五亩，后院有一个养鹿场。

药号名为"承志堂"，因是万姓东家开的，所以也称万承志堂。

据说万嗣轩开此堂馆，是为了完成其父亲"利济苍生"的夙愿，如是所说，这个动机实属高尚，值得称道。

由于投入较多，万承志堂曾经有段时间的储药规模在杭州不是第一，也是第二，绝对排在前列。它品种齐全，质量上乘。在清光绪十一年（1885）所编的《万承志堂古方秘籍》中，就系统记载了十五大类六百多种丸散验方、秘方。看来万家的家业还是颇为殷实的。

应该说，万家除了实力较为雄厚外，在教育后代、注重文化、崇尚诚信方面做得都还比较到位。

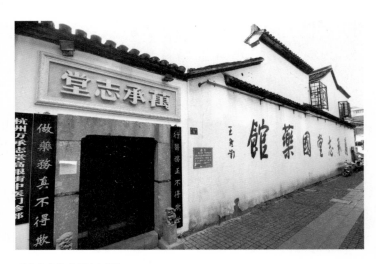

百年老字号"万承志堂"

万嗣轩的儿子叫万一奇，通过科举后曾官至三品，为"两浙盐运使"，无疑也是块读书做官的料。

而还有一事更能体现他万家的修养，这便是万承志堂开馆不久万嗣轩所立的规矩：做药务真，不得欺客；行医务正，不得欺世。

说实话，对经商而言，真正要把这十六个字做到、做好还是有难度的。

有一天，万承志堂来了一位顾客，指定要买些金银花。接待他的伙计刚来店不久，听说他要买金银花，问了要多少，便转身就去靠墙的那满是抽屉的柜子上抓药。

他用秤称好了"金银花"，并用纸包好，递给了顾客。

"多少钱？"顾客问道。

伙计还记不清楚，特地翻了下账簿，按分量算了钱。唯一没仔细看的是他拉开的是一个叫"山银花"的抽屉。

而顾客看看价格正常，便收好离开了店里。

由于这天正好是月底，按惯例店里是要盘货的。也就是要将账目、库存啥的对一下。几个伙计在一起一轧账，发现库存账上金银花多了，而山银花少了。由于金银花要比山银花贵点，所以柜台的账上多了一点现金。

由于所隔时间不长，新来的伙计已意识到自己犯了个错误。但他想：这应该没什么关系吧？金银花变山银花又吃不死人，何况店里也不吃亏，还多收了钱。所以也不当回事。但其他伙计认为此事应该向掌柜汇报，采取措施修正过错。

一听其他人这么认真，新来的伙计很不开心，感觉别人是小题大做，存心与他过不去，欺负他新来的。

万嗣轩知道后，一时也没发火训斥，而是在大门口马上张贴了一张寻人启事，直接告诉大家店里发生的失误，也说明了山银花虽也有与金银花相似的清热解毒的作用，但效果没金银花好。并表明那位顾客如看到告示，请立即来取金银花，还可以得到三倍货款的赔偿。

告示贴出去后，走过路过的市民不知道上面写了些什么，纷纷驻足观看，不少人看后伸出大拇指，夸奖万承志堂的经营诚信。

直到此时，那个新来的伙计才意识到了自己的错误，让顾客受损，不管钱多钱少都会让店里蒙羞，因为随之倒掉的是人们的信任，接下去就是店家的招牌。他越想越惭愧，就主动跟万嗣轩认错："掌柜的，我错了。"

万嗣轩看小伙计现在还是挺诚恳的，心想总算还值得教，便语重心长地对他说："经商首先要诚信，希望你好好想一下我给大家的十六个字，其实有时欺客、不诚实，不仅是在骗顾客，骗世人，同样也是在骗自己，这就是自欺欺人。"

"嗯，嗯，我记住了，争取以后不再犯了。"从此，这伙计也确实言行如一，视诚信为本，并成了店里的业务骨干。

这可谓：承志先守真，诚信店方盛。

第十一章

以小见仁，腊八施粥和端午香袋

自古至今，杭州大大小小的一些中医堂馆、药号，到了农历十二月初八及五月初五，即腊八节与端午节，常常会出现两个代表性举动，一为派施腊八粥，二为赠送端午香袋。然而，看似小且简单的举动背后，反映的却是布施者的爱心、仁义。

一碗粥，一个香袋，物质价值也许的确不高，但其文化内涵丰富，寓意善良，尤其真要做好，还是需要花费不少精力的，数量大了，光其投入也不可小觑。

下面我们便去看看古代杭州那些药号、医馆的施粥赠香，是怎么来的，有点什么说道与讲究，这么做又能发挥哪些作用？

药号施粥品行善，赢得百姓给点赞

大约从宋代起，每年到了腊月初八，在杭州的各大药号及寺庙，一早就开始派发八宝粥（又叫七宝五味粥），称施腊八粥。南宋吴自牧《梦粱录》记载："此月八日，寺院谓之腊八。大刹等寺，俱设五味粥，名曰腊八粥。"这施粥的情况，始于佛寺，记载得十分清楚。

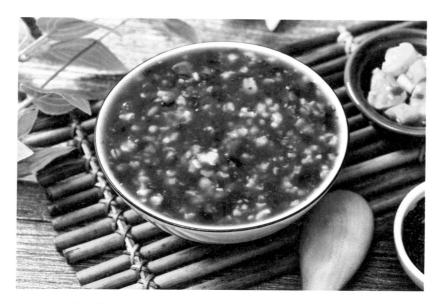

腊八粥

　　南宋周密的《武林旧事》中有"用胡桃、松子、乳蕈、柿栗之类作粥"的腊八粥描写。这些记录也表明杭州的药房施腊八粥与民众吃腊八粥的习俗自宋就已出现。

　　时至明、清时期，各大药号腊八施粥之举盛行，就如同当今人们在腊八节常常看到的场景：人们顶着严冬的寒气，一大早便在自己选好的药号前面排起了长队……

　　可你又了解吗？药店施粥除了济世助人做好事以及祈福求平安康健的目的以外，还有一个"任务"在身，那就是每年展示下自家的慈善、守信形象，用现在的话说，叫作一次形象广告。此话为何又这么讲呢？

　　古时候农民种粮食、水果、蔬菜可没有什么大棚、无土栽培等技术，因此也没什么反季菜之说，所以一到寒冬腊月，要想吃水果、蔬菜，就只能吃一点干货、腌

165

货了。而药房里的药材更是通过炮制等手段来保存、储备的，基本没有鲜草、鲜果。

各药号里的药材、食材品质参差不齐，于是腊八粥也成商机了。

宋嘉定年间，有一天，保和堂药号的徐掌柜正烤着炭盆眯着眼。俗话说，过了腊八就是年。他心里盘点着一年来的生意情况，总觉得有点不够如意。由于自家铺子开的地方与太平惠民局（当时的国营药店）很近，从实力来论，自己与之自然是没法比得了，可这样下去，会成为王小二过年，一年不如一年的。必须得想个办法，他苦苦思考着。

他站起身，走到小库房里，用火钳从一只草包里钳了两块木炭，要往炭盆里加炭。忽然，他的目光停留在了库房木架上的几袋红枣、赤豆、桂圆、薏仁、莲子等食材上了，这些基本上是作辅料或作营养调理用的材料，由于生意平平，卖出去少，这快过年了，还有很多积余。"哎——"他不免叹了口气。

加了炭，他把手往炭盆前靠近烘了下，人觉得暖和了不少。忽然有一个念头从他脑海中闪过："对，我也要吆喝下，让城里百姓知道下自己的药铺。怎么弄呢？就用这些还没卖出去的红枣、赤豆……"

他走到前庭，由于这时店里也没有顾客，两个伙计正凑在一起聊天。他问伙计："你们吃过那些大庙里的腊八粥吗？"伙计听到掌柜冷不丁儿问了这么一个问题，也不知他后面想说什么，一个答道："没，那些大庙太远了。"另一个说："我倒是去年去过不远处的仙林寺，可太迟了，没打到。"

徐掌柜听了后思考了一会：小库房里的那些食物怕是到了来年也会变质，还需早点处理掉。便说："那我们今年就学着那庙里也搞上两大锅腊八粥，分施给周边的街坊百姓，而且要早点贴出个告示。你俩把仓库里的食材理一下，看哪些适合烧八宝粥，也好早点用掉。"

于是，他们在腊月初六就开始准备起来，该浸泡的浸泡，该先煮的先煮，还特意选了八种食材，有红枣、赤豆、桂圆、薏仁、莲子、花生、松子、胡桃，以图个经商的吉利。同时，他们在街上贴出了告示，相约初八早上派粥，还特意加了一句，意思是保和堂的药材、食材质量可靠，吃了不满意尽管提意见。

腊八节早晨，熬粥一通宵的几个人，眼睛里布满了血丝，一个伙计打了个哈欠，问掌柜是否开始派粥。掌柜说："趁现在桶里、锅里的粥都还热着、烫着，就赶紧分发，门外好像已有人在说话谈天了。""吱呀"一声，药店的大门打开了。往外一瞅，乖乖，门口的队伍已成长龙。徐掌柜亲自与伙计把大锅里的八宝粥先抬到了门口，并掌勺打起粥来。当他见到前来打粥的人有的把盛有热乎乎粥的碗、罐包起来放好，有的干脆直接往嘴里"倒"的情景时，心中也暗自高兴，说明他的筹划还是不错的，他要的就是这个效果，这便是现在所说的广告效应。

很快，随着腾腾的热气褪去，几个装粥的锅、桶都见了底。店里的人听到不少人夸奖这腊八粥料足、好喝时，也很开心。

常言道，好心有好报。过了春节，也不知是不是他们年前施粥行善的原因，这保和堂的人气逐渐地旺了起来，生意与往年相比，也提升了不少。从此，徐掌柜更觉得小小一碗腊八粥，其作用还是挺大的，就每年坚持了下去，成了习惯。

而杭城的其他药号后来听说了，也开始仿效。于是，从第二年起，到了腊八节，粥香就不光是从保和堂一家药号飘出了，这药号的粥香，一飘，就在杭州飘了近千年。

特别到了明、清时期，有的药号把此作为提升公信力与美誉度的手段，把腊八粥里的食材当作展示自家服务质量的象征，把派粥变成彰显本店经营兴隆的标志，因而更为关注，更愿投入。如此一来，每年腊八粥的派送，也等于在告诉民众：你们看，我家铺子生意好，有实力。所以，大多店家、堂馆用来熬制粥的食材也更为讲究。但是有一点大家基本一致，那就是一律在腊月初八一大早即开始施粥，直到现在依然如此。

锦袋飘香寓意深，药号端午广相赠

每年端午，很多人的胸前、腰间会飘出阵阵香味，使人头脑清醒、神清气爽了不少。定睛一看，原来是从一个小小袋子中传出的，此物便为香袋，一般用锦缎料制作，故也称锦袋。

香袋大多以红、绿、黄、白、黑五色为主，锦缎面料中的金丝、银丝闪闪发光，让人觉得典雅而尊贵。在杭州，端午挂香袋不仅有很强的实用性，也含有深刻的寓意，所以一到端午，不少医馆、药号便会派赠香袋，考究一点的，还会在袋上绣上自家的字号，以便借机做一次广告。

香袋是中医药文化中十分重要的一个文化载体，它

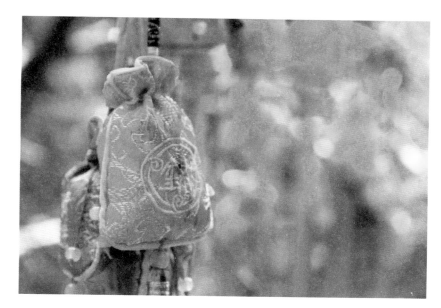

香袋

充分体现了"治未病"的中医理念。佩戴香袋，无论从生理、心理上都可以起到预防疾病的作用。《神农本草经》所道"香者，气之正，正气盛，则自能除邪辟秽也"也表达了这一观念。

因此，香袋除了有防蚊虫叮咬、提神等直接功效外，还是一种提醒关注身体健康的物件，并逐渐加载了爱情信物、寄托思念等文化符号。如《红楼梦》中，贾宝玉与林黛玉两人以香袋为因"闹起了别扭"一事（见第十八回《林黛玉误剪香囊袋，贾元春归省庆元宵》），便是一个佐证。

那么，杭州的香袋一般是用哪些中草药装填制作的？

胡庆余堂、张同泰、方回春堂等老字号药号的端午香袋配料表上显示，大多为藿香、陈皮、薄荷、艾叶、菖蒲、丁香、白芷、冰片、甘松一类芳香性中药材。

说起端午送香袋，杭州民间还流传着几个相关的故事呢。

第一个故事，与一名少女有关。

清光绪七年（1881），张同泰在上海开设了分号。

当时，替张同泰第三代传人张舜伯撑船运货的船家沈阿土有个独生女，名叫栀儿，时年十六岁。她瓜子脸，大眼睛，笑起来脸上还有两个小酒窝，甜甜的，甚是可爱。这么一个美人胚儿，自然引来无数关注，打这年春节后，虽然年纪还小，但已有不少媒婆前来沈家提亲，不过，都让沈阿土以年纪尚小为由给回绝了，因为他舍不得宝贝女儿这么早就离开自己而嫁人。

可是，有一事，令小栀儿痛苦，也使她一家担忧，那就是每年到了暮春夏初的时节，她的身上、脸上会发出水痘、疹子，且奇痒难忍，挠几下又会红成一片。而作为一个美貌少女，令栀儿更揪心的是脸上发的，她控制不了因奇痒想抓挠的冲动，可稍稍几下，脸上马上犹如布上了鞭痕，更为可怕的是疹子挠破后还会流出脓水，直接带来破相的危险。

对一个女孩而言，这种危险令人心焦。常言道，爱美之心人皆有之。尤其是到了怀春的年龄，这脸上颜面要是受损，其影响还是颇为严重的。而作为女孩的父亲，沈阿土是看在眼里，急在心上，他宁愿那些水痘、疹子生在自己的脸上。他显得有点六神无主。

"哎呀，我为什么不求助下张掌柜呢？"这年他正好受邀于张舜伯往来于上海、杭州两地间为张同泰的上海分号运货，也算是近水楼台先得月了。

那天，栀儿在父亲陪同下，来到了张同泰，张舜伯亲自接诊。栀儿的疹子是由她的过敏性体质而引起。张舜伯针对栀儿的症状，用张同泰自制的清热解毒散，施行内服、外敷同上之法，两天下来，疗效明显。

然而，一波未平一波又起。看似病状渐消，却哪知蚊虫稍一叮咬，栀儿的皮肤上立马又鼓起红包，奇痒难耐，一抓挠，同样皮破溃烂，他们再陷苦恼。看来这皮肤问题确实一时还难解决。

俗话说，日有所思，夜有所梦。因为总想着怎么治好栀儿的病，有天晚上，张舜伯居然做了一个离奇的梦：

朦胧中，他看见有一个肩背竹编药篓，面容姣好，穿着粉红连衣长裙，发髻上缀着几朵鲜花的姑娘从他眼前走过。见了他，已到前面的姑娘又回头朝他微微一笑，拉了一下飘拂的长袖，露出纤纤玉手，朝他轻轻一招，继续前行，一拐便进入了一大片花园之中。

"这不正是百草仙子吗？"张舜伯暗自诧异，双脚早已不由自主地跟了上去，一晃，也进入了园子。

正当迷迷离离、神情恍惚、流连忘返于花园之中时，他忽然觉得颈部被什么东西蜇了一下，一把抓去，竟是一只大蝎子。这一惊，脸色顿时发白，而更可怕的是，周边居然爬出来一片蜈蚣和几条长虫（蛇），长虫有黑白相间的，有通体发绿的，有灰土色的……其中有的还扬起了三角形的脑袋，瞪着圆圆的眼睛，直勾勾地对着他，让他毛骨悚然。紧接着，眼前飞来一群虫子，有天牛、巨蚊、飞蛾、蜻蜓、蟑螂等等，并围着他很快组成了一个大圈，上上下下、来来回回地盘旋。

霎时间，他不仅感到一阵肉麻，也愈感恐慌，额头马上有豆大的冷汗冒了出来。他觉得无所适从，慌乱地挥舞双臂想去驱赶虫群，可丝毫无济于事。而此时，周边的那些长虫也开始发起了攻击，他的脚踝处、小腿肚上，已感觉到了丝丝凉意，它们毫不客气地围了上来……

就在遭遇这辈子尚未见过的奇异之境，并陷于恐惧和绝望之中时，刚才的百草仙子又现身了。她一句话也没有，随手就扔给张舜伯一个五彩绸锦小袋，就在他本能地去接抓小袋的一刻，一股让人神清气爽的芳香扑鼻而来。霎时，又有神奇一幕出现了，那些围上来的百脚蛇虫、飞蛾毒蝎都纷纷落荒而逃，不一会儿，就无影无踪了。

"还好，虚惊一场。"张舜伯翻了个身，发现是做了个梦，但额头的冷汗还是让他一时挥不走刚才的恐惧。他自嘲式地独自笑了笑，突然又想到了一件事：难道这是百草仙子特来点化我，让我用香袋的方式，来为栀儿治病的吗？

他决定试一下。

于是，按栀儿病状，除传统惯用的白芷、川芎、荃草、甘松等中草药外，他又添加了山柰、薰草、泽兰、艾叶等数味草药，经处理后，他让人缝制成了几个小香袋，让栀儿佩挂。于是，一股浓浓药香味便紧随着栀儿。说来也奇怪，自打栀儿挂上香袋后，虽然不能称百毒不侵，但蚊虫倒是不再来叮咬，少女的担忧解除了，漂亮的脸蛋也终于不再受疹子的侵袭与糟蹋。

张舜伯把多做的几个香袋，分别赠送给了来店的顾客或朋友，由于这时正是端午节前后，所以，此后端午送香袋便也成了张同泰药号每年的惯例，且数量也随着顾客量的增长而越来越大。

第二个故事，讲的是端午的香袋与"五黄"。

杭州人过端午，有一个讲究，除了全国多地流行的吃粽子、赛龙舟以外，送香袋、吃"五黄"即为当地的特色。

"五黄"是什么？ 一般是指黄酒、黄鳝、黄瓜、咸蛋黄与黄鱼。吃黄酒其实早期是指喝雄黄酒，也是大家熟悉的《白蛇传》中许仙与白娘子故事的一个重要环节。因为雄黄是味中药，具有解毒杀虫、燥湿祛痰、截疟之功效，古时人们认为这对一年里预防疾病、排毒养生有很好的作用。

然而，杭州端午吃"五黄"究竟起源于什么，又是什么时间、什么朝代开始的，恐怕谁也说不清。

不过这里倒有条线索，不仅与健康长寿相关，而且还和中医紧密相连，就在此说说。

南宋绍兴年间（1131—1162）的一天，恰是上朝的日子。御医言福正好有急事路过大庆殿（南宋时上朝的宫殿）门口一侧时，忽然听到一句"吾皇万岁，万万岁！"从殿内传来，他的心里莫名其妙地似乎被触动了一下。

当晚，他居然翻来覆去睡不着了，脑海中竟一再回荡着上午宫殿中飘出的"吾皇万岁，万万岁！"那句话。他仿佛悟到了什么，但又说不清楚。"什么意思？ 什么意思？"他不断地叩问自己。

忽然，他觉得开了窍，琢磨出一个自己的想法：不是快到端午了吗？对皇上而言，"万岁"是最好的祝福。因为杭州民间有句俗话，叫"吃了五个想六个，做了皇帝想登仙"（意为人的欲望没有底限，对好东西多了还想多，好了还想好）。而对寻常百姓而言，长寿健康是最重要，也是最佳的愿望。于是，他想用当季食物来象征对家人、对朋友的祝愿，那最高等级相对的就是万岁了，只是嘴里是不能说出来的。

他巧妙地用"五黄"替代了"吾皇"，为此，他也颇费了一番脑筋，选择了这个季节里他认为最好的且带有"黄"字的食物。

第一种首选酒，酒是祭祀、交流、祝贺等最好的载体，于是，他选了雄黄酒（后来人们为了简便，直接用黄酒来代替了）。

第二种是黄瓜，它代表瓜果蔬菜，即大自然中的植物，且又长又瘦，意为长寿。

第三种则是黄鳝，它生长在江河淡水之中，同样长得又长又瘦（针对体型而言），且筋骨很好，往往被宰杀很长时间后还会扭动。

第四种是黄鱼，因为当时最临近钱塘（今杭州）的大海就是东海，而东海的大黄鱼又是最有名的，这季节也是肉质肥嫩最好吃。

第五种便是蛋黄，光是蛋黄不好弄，于是就用咸蛋黄，它代表着禽肉，如鸡、鸭。

如此一来，以"五黄"来行端午祝愿、祝福便有了雏形。

后来，他的端午吃"五黄"一说渐渐地就在民间传播开来了，毕竟他有御医的头衔，影响力还是挺大的，加上这一说法容易做到，寓意又好，便流传了下来。直至今日，老杭州人到了端午，还是热衷于搞齐这"五黄"来过节。

由此看来，吃"五黄"也就是图个吉利的美好象征，与这食物本身的营养什么的并无多大关联，文化概念是主要因素。

因此，与端午吃"五黄"的习俗相比，从实用性角度而言，我们说的端午小香袋的使用价值或许更高一点。然而，从社会经济效益提升角度去观察，流行吃"五黄"也算是刺激消费的途径之一。

香袋，古时也称作容臭，一看字面，便可知道它主要是干什么用的。它的肚子里面塞进了多种中草药，一般都能起到提神、通气以及预防蚊虫叮咬等功效，可谓是一箭双雕。它花色多，实用性强，制作成本较低，体积小，便于携带，便于派赠；同时它是一个很好的文化符号，作为商家的广告载体，它又利于传播。

自古迄今，很多药号为了通过香袋发挥更好的广告效应，在颜色、香味、形状三个方面不断进行调整，以迎合人们的喜好，也使它的传递更具有广泛性。这虽是个微不足道的物品，却也反映了古代杭州医药界经营者的用心与努力。

香袋是与中医药概念相关的物件之一，虽然现在偶尔也能看到有些店家还在出售，但大多数药铺并不以此作为盈利点，而是作为悬壶济世的代表性赠品，可即使是赠品，各药号还是认真选材，绝不马虎。

由此可见，小小一个香袋，竟承载着如此丰富的文化内涵以及健康实用价值，按现在的流行说法，不愧是个讨人喜欢的好"宝宝"。

第十二章

膏方粥方，养生良方中杭州味道

据说，早在古时候，杭州人就较懂得养生，且会根据江南水乡的地理环境、特性来采用合适的方法实施保健，尤其是通过饮食方面的调理。有条件的家庭可能更注重以中医的手段去干预，如俗称的"冬膏夏贴"等。

在让人眼花缭乱的养生良方中，膏方、粥方堪称既简单易行，又颇具效果的"杭州模式"养生之精华，也反映了古代杭州中医人的智慧与务实。

这个结论并非随口之言，而是来自近千年的历史经验与迄今的现代科技、生活实践证明。尤其膏方与粥方，它们不仅是一种生活方式，还演变成一种文化习俗、文化特征、文化符号，就如入冬时节的"膏方节"等。从另一个方面，也说明了这些养生古法，的确是接地气的。

细品膏方、粥方可知，两者似有个共性：从它们形态的角度看，是糊状物；以味道而言，一般是微甜可口；就作用而论，又可谓能治病、滋补。如有兴趣，我们不妨一起探入这"两方"天地，去瞧瞧那一罐罐膏中、一碗碗粥中曾发生过什么值得回味的故事。

身价"高贵"的膏方，曾与普通百姓无缘

明永乐年间（1403—1424），杭州城内有个姓金、擅长以内服膏方替人治病的郎中，很多人干脆称其为金膏郎中。要说这个金膏郎中，除了他开的方子因人而异、比较灵验，其实他还是大有来头的，因为他的祖先就是南宋宁宗时期的御医金刚中。

他家是杭州名副其实的中医世家，据说当时《太平圣惠方》《太平惠民和剂局方》等官方的医书中，也有些方子流入他的家人手中，其中有的便是宫廷膏方。有了这些资源，他也算得上一个厉害的民间郎中了，不过，也正是膏方这一领域的特点，使他和别的郎中在行医的方式上有差异。

立冬已过，这一天，城内刮起了一阵西北风，气温明显下降了。金膏郎中走到医馆门口，看了看街上较前几天要少的行人，以及行人身上增添的衣服，凭经验，他心里嘀咕了一句："又到一年开忙的时候了。"

俗话说：冬令进补，来年打虎。经济上比较富裕，身体上或多或少存在点问题的人家，选择在冬天进食点膏方，调理下身体，治理下慢性病，这在古时的杭州，已非偶然之例。只不过这些顾客，多为达官贵人或皇亲国戚的后裔等，他们想长寿，惧死亡，便产生了中国医疗史上的一个现象，即当时郎中有时还得上门服务。只不过这个上门服务与现在的医疗卫生服务的内容及含义存在很大的区别。

果真不出所料，就在当天，他便接了两单膏方业务。这可和平时普通看病配药治个感冒发烧什么的不同，用现在的话来说，就叫作大单了。

金膏郎中这年首单业务要上门服务的对象是一个八十余岁的老太太，她的儿子在京城做大官。

他随着前来邀请的管家来到了顾客的府第。走进院门，庭院里的几十盆菊花，还带着一些余芳，墙角的那棵银杏树下，铺着一层黄黄的落叶，看似这里的主人还舍不得清扫掉那些扇形的叶子，而故意让它们静静地躺在那儿。

跨过客厅的门槛，迎面便有一位老妇人端坐在一张酸枝木材质的红木椅上，看得出，是那种在富裕或书香门第待久的女性。她脸色有些发白却也不失和蔼，整体透出的气质，能让人感到大户人家里常有的那份自信与矜持。

"久仰先生大名，有劳您了。"妇人先开了口。

"哪里哪里。"金膏郎中忙作揖回礼。

接着，她就如倒翻了话篓子，向素未谋面的金膏郎中叙说了起来。看得出，她似乎好久没与人聊天沟通了。

原来，老妇的丈夫刚于上半年去世，她心存忧伤，本来还可以和老伴交流交流，现在说话的人少了，仿佛肚子里憋着不少话。她说起了家里有两个女儿一个儿子，女儿自出嫁在外后回杭的次数少了，平时在京做官的儿子倒是隔个一两年就回来看他们两老，那是她最开心的时间，儿子也是她这辈子最大的骄傲。本来儿子要接她去京城，只不过老人住惯了杭州，不肯去北方。

"嗯，您老有个出色的儿子，真是好福气啊。"金膏郎中一边与她闲扯着，一边寻找时机开始他的正事，他首先得给老人把脉看病。但他知道，现在听其述说，也可说是他诊治中的一个环节、部分。

"常言道，人活七十古来稀，您看看您八十多了身体还这么硬朗，真让人羡慕。来，让我给您把下脉，再吃一点我给您熬的补药，保您长命百岁。"这些话，老太太自然爱听，她立马伸出了手，让金膏郎中搭起脉来。

"总体上来看，老太太情况还是可以的，就是气血不足，可能前一阵子丈夫离世过于伤悲，加之睡眠可能不好，所以人会感到疲惫、乏力。"他先跟站在一旁的管家说了一下，然后又问了老太太一句，"您老是不是大白天老想睡觉，要睡的时候又不太睡得着？"

"嗯，没错，我就是这么个折腾感到不舒服。"老太太答道。

"先生，我家老爷来信特意关照，让我们请您入冬了弄个方子治治老太太的这个体虚体弱，哪怕价钱高点也无所谓。"管家又说道。听得出，这户人家的儿子也确是个孝子。

"你们放心，我在杭州行医这么多年，一向讲究看病认真，价格公道，老太太的膏方用的药材我一定会选好的。"于是，金膏郎中开了一服以人参、枸杞、山药等近二十来味药材组成的大补膏。

回医馆取了方子上所需的药材，接下去的两天两夜，按当时的业界惯例，他要在顾客家待着，并亲自熬膏，直至那膏方熬煎完毕。而有的方子可能所需时间更长，要三天三夜甚至更多时日。为什么会有这么一个惯例？这可能是因为膏方属大方、复方，处方又是一对一的，即一人一方，一般收费也较高，相当于现在的贵宾。而还有一个重要因素，则来自一个传说。

据说故事发生在宋朝，那时已有权贵、富贾服用膏方来治病、养生了。

一天，朝中已官至四品的余伯平得知他的死对头崔世德近来为了调养身体正要服用膏方，认为这可是一个不错的机会。他与崔世德积怨已久，一直想除掉崔世德，这下他决定下手，于是便设法找到了给崔世德开处方的郎中。

一场有辱医道、肮脏的交易正在进行。

"只要你帮我干掉崔世德，这桌上的金条就是你的了，而且这只是预付的，事成之后还有一半，怎样？条件够优厚了。"余伯平毕竟是官场上的老炮儿了，他从郎中直勾勾盯着桌上金条的眼神中看出了贪婪，预感到此事郎中会干，便也不绕弯子，直奔主题而去。

应该说这个郎中此时的心里还是矛盾的。医生这个职业，本应救死扶伤，哪有参与杀人的？然而，利益的驱动此时已碾压了他的良心与医德，于是，从余伯平口中述说的崔世德人品如何不好中找到了安慰，找到了参与谋杀又让自己心安理得的心理平衡点，甚至还有点"为民除害"的感觉。

"好吧，既然大人这么说，我没理由怀疑大人，我也知道大人的难处，但要等上半年，半年后，他肯定不会再出现在这个世界上了。"郎中貌似"助人为乐"般地接下了这单生意，只是原来接的单是在救命，而这次却是去要命。同时，他已想好，为了避嫌，得用慢性毒药。原以为如此这般，可谓天知地知，你知我知，可以悄然无声地发点财了。

然而，中国还有句俗语，叫人为财死，鸟为食亡。天下哪有不漏风的墙？最后，他还有一半报酬都没拿到手，便东窗事发，也应验了那句"若要人不知，除非己莫为"的古语。此结果，贪财郎中没有去好好想一想。

灿灿发光的金条诱发了其人性的恶，使医者的仁心在他身上发生了扭曲……

在此次密谋后，这个败类郎中动手了。在所开的膏方中，掺入了毒药，但他毕竟是第一次干此事，何况平时也没有过深研究毒药的机理、习性，故他始料不及的情况出现了。

对余伯平而言，这个结果却让他很高兴，因为想要的目的已经达到，接下来是要想法儿撇清此事与自己的关系。这个结果就是过了没几天，不知是膏方中药材与毒药产生加剧反应还是其他什么原因，反正崔世德很快便死了。

如此一来，郎中立马感到十分紧张，这与其计划相差甚远，而且也清楚此事恐怕很快就会败露，心里所寄托的希望是余伯平能保他一下。但这个希望注定也要落空，因为老奸巨猾的余伯平甚至连真实的名字都没告诉过他，现在后悔已经为时过晚了。

出了事后终于意识到了贪心所要付出的代价。当然，郎中还是抱着捞救命稻草的想法，幻想着奇迹发生。崔世德不是在吃膏方调养嘛，他暗自思忖着，怎样才能夸大崔所谓的病情，把崔世德的死亡原因借口到病因上去。

不过，崔世德毕竟是个大官，其家属也不是吃素的，出了人命关天的大事，且已有蛛丝马迹的异况，哪有不好好查一查的？其实这也方便，一经尸检，马上可以真相大白：中毒死亡。再顺藤摸瓜，郎中的干系还有可能逃脱吗？

郎中被投入了死牢，因为事关朝廷命官，且官位不小，直接惊动了刑部。其实刑部也想挖出郎中背后的人物，可无奈郎中也说不清楚，更何况余伯平这个四品官在没有确凿证据前谁也不会随意冒犯，所以尽管多有猜测，也有了郎中的口供，但最后还是以郎中一人作案定论。

那个郎中算是罪有应得，被处以极刑斩了首。此事也告诫了医界及世人，害人是会有报应的。只不过罪魁祸首这次却溜了过去。后来鉴于这样的事情在业界不光彩，同行们连该郎中的名姓也不愿提及，很快就把他淡忘了。但是，这事件却给医药界特别是开膏方的带来了一个不小的麻烦，即以后大凡遇到用膏方的，基本上都由郎中或助手到顾客家中煎熬，更夸张的是熬好的膏汤还需郎中当面尝一口，以示安全。

这也是前面所说金膏郎中要在老太太家待上两天当面熬膏方的原因。不过，到了明朝，可能为证安全的因素少了，更多的是把此当作贵宾待遇而视，要的就是那种高贵享受的感觉。好在原来能有条件食用膏方的人本来也不多，而这开膏方的利润空间又较大，所以这一惯例还是留存了数百年，只是逐渐淡化了下来，到了明末就基本消失了。

再到清朝、民国，杭州市面上喜食膏方的人日趋增多，膏方贵族化享用的现象有了转变，但"高端养生"为主的标签还是一直贴在那儿。

时至今日，有很多养生、养颜的膏方都出自古方，如针对脸色憔悴、气色差、发干枯，就采用人参、红花、灵芝等熬养颜膏；针对更年期综合征，采用百合、仙茅、知母、龙骨等熬膏；要补脾健胃，则用党参、砂仁、米仁等熬膏……

要说不同之处，就是对于寻常百姓家而言，膏方已不再那么的"高贵"和神秘了。

喝的粥虽然软滑，可粥方的作用刚强

从前，有个说法，叫喝粥养胃，其实，这倒不完全正确，主要还是因人而异。但杭州人喝粥养生的做法，确是由来已久，尤其到了今天，已有越来越多的人喜欢上了这一简便易行，且还能满足味蕾的食养方法。同时，粥方也是诠释"药补不如食补"理念的极好注脚。

提到食养，我们就再次作个穿越，通过时空隧道，一起到杭州古运河畔的卖鱼桥边溜达一番，看看当时发生了什么。

清道光二十九年（1849）的一天，在杭州城武林门外的卖鱼桥边，人们听到一阵"噼里啪啦"的鞭炮声。

卖鱼桥原名归锦桥，由于这一带卖鱼的人很多，大家便把它称为了卖鱼桥。这里虽位于杭州城的城门之外，但时至清朝，已是热闹非凡，人口颇多。

在鞭炮声中，一扇大门的上方，有块红绸布正从一块木头牌匾上揭下，露出了"范天益堂"四个金灿灿的

大字。一个新店铺正在开张。

这是一家药号，东家是宁波来的富商范文轩，其身家背景还是有些说法的。他本人便是曾经的杭州知州范仲淹的后裔。

有点特别的是，走进店堂，除了与其他医馆、药号一样设置有药抽屉、柜台等以外，在墙的一侧，一字排开十来个木桶。木桶搞得挺考究，有保暖层，在桶盖上，分别写着枸杞红枣、莲子桂圆、山药百合……原来是一排粥桶。

药号里摆粥桶，这葫芦里究竟是哪一方药啊？很多人看不明白。

于是，参加开张仪式的仁和县（今属杭州）县丞便向范文轩打探。

"这些桶里都装着各式各样的养生粥，来的顾客我们会根据他的身体状况赠送一碗给他喝，一是当点心，二是作为病患者的食疗体验，三是作为养生方法推广，目的是想让更多的人能健康长寿。"范文轩向县丞作了解释。

"我家祖上崇尚惠民施善，提倡先忧后乐，所以我们开办这个堂馆。"他一边说着，一边招呼伙计为参加仪式的来宾一一打上了一碗热腾腾的粥。

"自古行医即行善，助人长寿即积德，我们把堂馆取名'范天益堂'其实就是这几层意思。一呢，为传承先贤范仲淹的医道思想；二呢，表示天天做益民的事；三呢，做天下首要大事。"范文轩趁机阐述着自己的理念。

"做天下首要大事又是什么意思？"有人提出了疑问。

范文轩回答道："民以食为天，首要大事就是吃饭的事，吃饱、吃好是生活的最重要享受，所以我们在给顾客诊病施药的同时，也要给他们一些饮食上的建议，有些病是吃出来的，其实，只要能管住嘴，很多药就可以不吃了。"

有个来参加仪式的商人，听了这番话后，很是不解："这不傻吗？开医馆药铺的不去设法多卖点药出去，还让大家不生病、少生病，难道你去喝西北风啊？"

这嘀咕声虽然很轻，但还是让范文轩给听见了，他并不与说者争辩，而是话锋一转，继续说道："前些年承蒙朋友帮忙，敝人生意做得还算红火，今天选择开办范天益堂，也是为了回报下百姓民众。我范某在世，虽没做出宏业大事，但以己之能，做些微薄小事，利益他人，也算是为善吧。这呢，也算是敝人的办堂初衷，也望堂内同仁切记。"

听了这番表述，在场的人纷纷鼓起掌来。

就这样，这家颇有特色的药号开张了。

从清朝道光年间到民国，卖鱼桥一带是杭州重要的商业区块，如曾经号称"北有南新，南有富义"的富义仓就坐落在这儿，那是清光绪六年（1880）由浙江巡抚谭钟麟下令修建的国家粮仓。而京杭大运河，那时是南北货运、客运的最重要通道，这样的环境，使这一带的人流、物流量都特别的大。

范天益堂开在这个区块，前来寻医问药的人自然不少，其中也有不少是穷人，如附近的码头挑夫、运河上的船夫、小商小贩等，对这些人，他们仍然一视同仁，嘘寒问暖。尤其是那一排食养粥，很多时候就成了慈善粥。

在一个冬天，已临近过年，卖鱼桥畔的运河上，来往的船只明显少了下来。由于这年特别寒冷，再加上前几天刚下过一场雪，河边店铺、人家房屋的屋檐下挂着长长的冰凌。

这一天，一位肤色较黑的男子跌跌撞撞地推开了范天益堂大门口挂着的棉毯，进得堂内大厅。看得出，他正生着病。坐堂郎中见状，便起身迎了过去。

把过脉，郎中没有其他举动，只是亲自去盛了一大碗热乎乎的红枣枸杞粥，递给了那汉子，道："先趁热把这粥喝了吧，后面我再给你开其他药。"

汉子也不多语，接过粥碗，"呼溜溜"地将热粥喝了下去。霎时，他觉得一股暖流注入了他的体内，刚才头晕眼花的感觉一下消失了。

他似乎这才缓过神来，一面将手伸进夹袄的里面，不太利落地拿出几枚铜钿，一面试探郎中："我现在感到好多了，是不是不配药了也没关系？"

郎中看得出他是在心疼配药的钱了，便说："应该没大问题，但生病了治还是要治的，否则酿成大病就更麻烦了。估计你这几天没能好好吃饭，人可能也辛苦，气虚力亏，肠胃也不好。"

"对，对，本来这趟船我不跑了，天这么冷，又想想快过年了，来跑一趟杭州也好，赚点钱，顺便还能给孩子买件新衣服回去。可一路就靠一袋冷窝头充饥，今天人又觉得特别不好……"

听他这么一说，郎中知道刚才把了脉后自己采取的措施是得当的，便给他配了一帖药，以解决当务之急。并关照说："你先给孩子买衣服去吧，药我们帮你煎好，你船上也不方便，傍晚来取，等下有钱你付，反正我给你开的方子也不贵，没有，我帮你先垫上，开了年你来杭州的时候再处理吧。"

其实，类似看似小事的情况在范天益堂是时有发生的，可即使有了困难，来到这儿基本都能解决，时间久了，范天益堂在卖鱼桥、湖墅一带盛享美誉。而随着美誉的传播，他们的粥养特色也受到了越来越多的人的认可与追捧。

别认为粥养的事很简单，其实它与其他剂方的道理如出一辙，一样讲究君臣佐使，一样讲究对症施粥，只不过它的口味好，大多采用药食同源类食药材，一般家庭自己煮熬也很方便，有时既当饭吃，又当药喝。

就这样，以范仲淹利民利人思想为指导的范天益堂在杭州延续经营了近百年，他们的粥养使很多人受了益，就是现在来推广，也存在不少实用价值。然而，更值得研究的，还有调理身体的软治疗作用，也称心理影响或习性干预。

既然中医崇尚杏林春暖、橘井泉香，范天益堂的经营理念与之正好合拍，故虽不见规模大涨，但也图了个好口碑。

都说粥是软的，它用柔的特性，易消化、易吸收而展示了在效果上刚性的一面。同时不知算是共性还是巧合，以粥养为特色的范天益堂，自首个掌门人开始，在赢利方面可称无欲则刚。这样的经营理念，这样的文化，是否应该称道？无论如何，如此淡泊名利、助人为乐的形象，总觉得比那些唯利是图的医馆、药号要高尚得多。

大家说，是吗？

参考文献

1. 〔宋〕吴自牧：《梦粱录》，浙江人民出版社，1984 年。

2. 〔元〕脱脱等：《宋史》，中华书局，1985 年。

3. 〔明〕徐象梅：《两浙名贤录》，浙江古籍出版社，2012 年。

4. 〔清〕朱彭：《南宋古迹考》，浙江人民出版社，1983 年。

5. 项永丹主编：《武林街巷志》，杭州出版社，2008 年。

6. 汪圣铎点校：《宋史全文》，中华书局，2016 年。

7. 孙群尔：《胡庆余堂中药文化》，浙江摄影出版社，2009 年。

8. 张平主编：《浙江中医药文化博览》，中国中医药出版社，2009 年。

9. 商传：《明太祖朱元璋（上）》，浙江文艺出版社，2013 年。

10. 杭州市地名办：《杭城坊巷志节要》，年代不详，杭州市地名办印。

丛书编辑部

艾晓静　包可汗　安蓉泉　李方存　杨　流
杨海燕　肖华燕　吴云倩　何晓原　张美虎
陈　波　陈炯磊　尚佐文　周小忠　胡征宇
姜青青　钱登科　郭泰鸿　陶文杰　潘韶京
（按姓氏笔画排序）

特别鸣谢

曹工化　夏　烈　徐吉军（系列专家组）
魏皓奔　赵一新　孙玉卿（综合专家组）
夏　烈（文艺评论家审读组）

供图单位和图片作者

杭州市上城区非遗中心

叶志凤　张国栋　周兔英　胡　鉴　夏　强
蒋　跃　谭　天（按姓氏笔画排序）